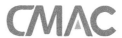

真实世界数据与证据

引领研究规范　赋能临床实践

主　审：姚　晨　林劲翃　张　云

主　编：谷成明　李　一　　王斌辉

U0333331

科学技术文献出版社
SCIENTIFIC AND TECHNICAL DOCUMENTATION PRESS
·北京·

图书在版编目（CIP）数据

真实世界数据与证据：引领研究规范 赋能临床实践 / 谷成明，李一，王斌辉主编. —北京：科学技术文献出版社，2022.4（2024.12重印）

ISBN 978-7-5189-8943-0

Ⅰ.①真… Ⅱ.①谷… ②李… ③王… Ⅲ.①临床医学—研究 Ⅳ.① R4

中国版本图书馆 CIP 数据核字（2022）第 031404 号

真实世界数据与证据：引领研究规范 赋能临床实践

策划编辑：袁婴婴 责任编辑：帅莎莎 袁婴婴 责任校对：王瑞瑞 责任出版：张志平

出 版 者	科学技术文献出版社
地　　址	北京市复兴路15号 邮编 100038
编 务 部	（010）58882938，58882087（传真）
发 行 部	（010）58882868，58882870（传真）
邮 购 部	（010）58882873
官 方 网 址	www.stdp.com.cn
发 行 者	科学技术文献出版社发行 全国各地新华书店经销
印 刷 者	北京虎彩文化传播有限公司
版　　次	2022 年 4 月第 1 版 2024 年 12 月第 4 次印刷
开　　本	710×1000 1/16
字　　数	243千
印　　张	17.75
书　　号	ISBN 978-7-5189-8943-0
定　　价	89.00元

编委会

序一

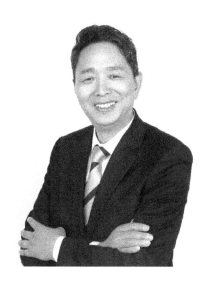

欣闻《真实世界数据与证据：引领研究规范　赋能临床实践》一书付梓出版，有感于近年来真实世界数据与证据研究蓬勃发展，我想结合多年来的临床研究实践，谈几点关于真实世界数据与证据的想法。

（1）基于真实世界数据开展临床研究并不是一种新的研究方法，实际上早年临床实际效果的疗效比较研究（comparative effectiveness research，CER）就是基于真实医疗环境下进行的临床研究。2016年12月8日，美国FDA专家在 *NEJM* 发表了论文 "Real-World Evidence — What Is It and What Can It Tell Us?"，随后各国监管机构陆续发布了利用真实世界数据与证据用于药械产品注册的相关指导原则，并逐渐得到学术界和工业界的广泛重视。自2019年起，海南博鳌乐城国际医疗旅游先行区开展了临床真实世界数据应用试点工作，为真实世界数据与证据研究提供了重要的政策支持、场景应用及临床研究基础。

（2）真实世界数据是在健康医疗真实环境下采集各种来源的数据，数据的产生和收集过程与临床医疗实践保持了较好统一。目前主要问题是适用的真实世界数据研究质量体系、证据产出机制需要不断完善，以满足产生符合监管要求的真实世界证据需求。为使临床真实世界数据用于产品注册和监管决策具有可操作性和可预期性，国家药品监督管理局相继发布了《真实世界证据支持药物研发与审评的指导原则（试行）》等文件，为真实世界数据与证据研究提供了指引和基本遵循，保证了真实世界数据与证据研究始终在科学监管的框架内健康发展，成为近年来真实世界数据与证据研究最重要的成果。

（3）真实世界数据有别于传统临床试验数据的应用，需要在不干扰临床实践的基础上，获取满足研究需要和监管要求的高质量数据。目前现有的临床研究源数据大都是在卫生医疗机构内部产生，因此，高质量数据需要临床医生真实准确记录好电子病历、相关检查内容和发现，如手术过程中相关医疗器械的电子影像数据等。高质量的临床研究数据获取还需要获得医疗机构的支持，实现医院信息系统数据、医保支付系统数据、疾病登记系统数据等多源数据互通，以及多中心临床研究数据的共享等。

（4）高质量的真实世界证据产生需要有科学设计的临床研究方案，根据药械产品的技术特征、适用范围，已有的非临床数据和临床数据，明确真实世界研究的目的，再根据研究目的制订高质量的真实世界数据收集、治理和管理计划，然后对临床研究数据库进行科学分析和评价，形成高质量的真实世界证据。这方面，我在乐城先行区进行了一些有益的真实世界数据研究的方法学探索。

（5）真实世界研究数据收集、治理和管理，需要在临床研究全流程实现高效数据记录收集、相关源数据集中存储、各方数据获取和数据分析、合法合规保护患者隐私，以及监管全流程的参与等。为达到这些要求，原始数据提供者、数据收集、处理和分析服务等专业机构，在临床数据获取、临床数据收集存储和验证、临床数据交换、临床数据处理和分析等环节，需要借助创新信息技术提供的方法和工具，如人工智能、区块链、云技术及追溯码等。

经过各方努力，在坚持临床急需、国内空白，以及代表性、示范性原则，临床真实世界证据已在特许进口药械注册、中医药、罕见病药物、儿童药物等临床监管与决策的具体应用方面取得了一些成功经验。科学研究的价值在于造福人民、造福社会，我特别赞同清华大学附属北京清华长庚医院院长董家鸿院士倡导的临床医生应该开展临床问题驱动型研究（clinic driven research，CDR），通过转化医学研究，产出诊疗标准、实践指南、创新药物、医疗设备等解决方案和诊疗药械产品。

《真实世界数据与证据：引领研究规范　赋能临床实践》出版发行，从政策、技术、应用3个角度进行了系统介绍，期待能在强化真实世界数据质量、提升高质量真实世界证据产出、促进先进医疗产品尽早上市、助力全民健康医疗事业发展等方面贡献智慧和力量。

北京大学第一医院医学统计室主任

北京大学临床研究所副所长

海南省真实世界数据研究院副院长

中国医师协会循证医学专业委员会主任委员

姚晨

2022 年 3 月 1 日

序二

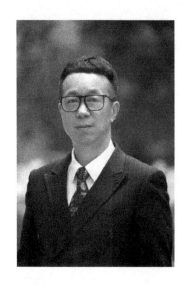

2016 年 12 月美国发布了《21 世纪治愈法案》（*21st Century Cures Act*），并提出真实世界研究（real world study，RWS）所产生的证据可用于药品和医疗器械的审批。同时，美国食品药品监督管理局（Food and Drug Administration，FDA）也明确规定了真实世界证据（real world evidence，RWE）在药品审评中可以用来支持扩大临床适应证或用来支持、满足已经获批的临床试验相关新需求。这个法案的发布使全球各国都对 RWS 的重视提到一个新高度，多个国家和地区陆续出台药物及器械审评、审批相应的法规，各方面的相关指南、专家共识及论文也陆续发表。RWS 这一概念在国际上不断掀起热潮，近几年我国"真实世界研究"的各种会议和培训班也火遍大江南北，让人有点目不暇接，其中有"喜大普奔"的、蹭热点的，也有概念和应用场景说不清的……

今喜闻《真实世界数据与证据：引领研究规范 赋能临床实践》一书成稿，甚为高兴，终于有一本能较系统地介绍和说清楚 RWS 的书了。通读全书，共分 3 篇 16 章，全书从政策篇、技术篇和应用篇 3 个维度围绕真实世界研究进行了系统介绍。开篇从发展历程讲起，随后是真实世界数据（real world data，RWD）、RWE 及 RWS 等基本概念的介绍，再延展到研究设计与应用场景；技术篇侧重于设计、数据治理及统计分析；应用篇包含了中医药、罕见病用药、新增适应证、药物经济学及药品安全等多个方面的应用。建议读者最好能通读全书后再根据自身需要细读感兴趣的章节。

此外，在 RWS 持续火热之际，需要泼点冷水的是，研究者不应过于蹭热点，不是所有的观察性研究都可以叫 RWS，RWS 本身也有多种设计类别，不仅仅是基于医疗场景的观察登记研究，尤其要突出强调 RWD 来源的多路径，至少有一部分 RWD 是来自家庭、社区及其他现实场景，而非纯粹和单一的研究或医疗场景，可以说没有多路径来源的 RWD 研究不能算是 RWS。这段话也恳请读者在读本书时细细回味。

我相信该书的出版将为广大医药领域从业者带来新期待、新视角及新思路。期待随着该书的出版，让更多从业者对 RWS 的概念、类别及应用场景的认知会不断成熟与完善，对于 RWS 的了解度也越来越深入，能真正围绕 RWS 的基础概念、技术方法及行业内优秀案例展开更多有价值的研究。

中国药学会常务理事 / 药物临床评价研究专业委员会主任委员
南方医科大学南方医院国家药物临床试验机构办主任 / 药物临床试验中心主任
许重远

2022 年 1 月 30 日于无锡东林书院

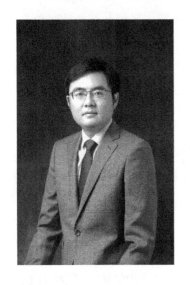

"真实世界研究"的概念从1992年提出至今已逾30年，经过大量的研究实践和探索，已在多个领域得到广泛关注。如今，真实世界数据的研究与应用逐渐深入医药卫生领域的各个方面。从临床诊疗到疾病防治、药物与器械研发到政策制定、医疗产品和技术的评估到医保政策制定、医疗安全与质量提升到医疗业务管理都能看到真实世界数据的身影。

真实世界数据的价值不仅仅在于数据本身，更重要的是基于严格的方法和关键技术实现数据应用，从而产生真实世界证据，为医药卫生决策提供重要技术和证据支撑，帮助决策者解决各种问题。同时，真实世界数据的研究与应用也促进了行业发展，并支持医疗产品和技术的创新、医药政策优化，最终促进患者获益，助力国家健康战略。

真实世界数据的研究与应用依赖于学科和方法技术体系的建设。我们欣喜地看到，近几年，在这个方向的工作已呈现百花齐放的态势，尤其在不同学科领域专家的共同参与下，更促进了这个重要领域的蓬勃发展。在这个发展浪潮中，医药行业领域专家的参与也是推动真实世界数据研究与应用的重要一环。

很高兴看到《真实世界数据与证据：引领研究规范　赋能临床实践》一

书的出版和发行，期待该书能为真实世界数据研究与应用在医药行业中的发展起到有益作用，更好地提升医疗产品质量，促进医疗产品合理使用，助力医疗安全与质量提升，推动医药行业的健康发展。

四川大学华西医院中国循证医学中心主任

国家药监局海南真实世界数据研究与评价重点实验室主任

海南真实世界数据研究院副院长

孙鑫

2022 年 2 月 21 日

前言

真实世界数据（real world data，RWD）是指来源于日常所收集的各种与患者健康状况和（或）诊疗及保健有关的数据，由其产生的真实世界研究（real world study，RWS）和真实世界证据（real world evidence，RWE）对医疗器械监管的价值也越来越受到研究者和监管部门的广泛关注。近年来"真实世界研究"这一概念在国际上不断掀起热潮。相对于传统随机对照试验（randomized control trial，RCT）的严谨性和局限性，RWS 的多样性和更加普适性使其更容易受到研究者、政府及企业的青睐。

我们常说的"真实世界研究"确切说是"真实世界数据研究"，是将真实世界数据通过科学的研究设计对真实数据进行收集，经过辩证合理的统计方法进行确证，得到"真实世界证据"的过程。一方面，通过 RWE 优化临床实践，为患者带来更大效益；另一方面，助力政府评价医疗卫生干预措施的成本与效果，以及参与药品和医疗器械的上市审批等工作。此外，医药企业也应用 RWS 对自身产品通过多样化的研究设计，从而研发出更新、更有效的治疗手段，如适应证拓展探索、联合用药可行性评估、安全性监测等。因此，随着 RWS 的概念、分类及应用场景的不断成熟，各方面对于 RWS 的关注度也越来越高，本书也将围绕目前 RWS 的基础概念、技术方法及行业内优秀案例展开论述，为读者带来新的视角。

目　录

第二篇　技术篇

第三篇 应用篇

第一篇

政策篇

第1章　真实世界研究的发展历程

关于严格控制临床试验获得的研究数据与真实医疗场景中的疗效和安全性之间的差别一直被业内所讨论。早在 20 世纪 60 年代 Schwartz 和 Lellouch 在 "Explanatory and Pragmatic Attitudes in Therapeutical Trials（临床试验的解释性与实用性）" 一文中根据不同的用途将临床试验分为了解释性 / 功效性临床试验和实用性 / 实效性临床试验，此时真实世界研究（real world study，RWS）的概念已具雏形。RWS 首次被明确提及则是在 1993 年 Kaplan 发表的 "Large Prospective Study of Ramipril in Patients with Hypertension. CARE Investigators（雷米普利治疗高血压病的前瞻性研究）" 一文中。自此，RWS 也逐渐受到业界的关注，然而关于 RWS 的明确概念和用途一度成为众多学者争相探讨的话题，如 RWS 是否等同于非干预性研究或观察性研究？ RWS 是否不能够随机进行？ 真实世界证据（real world evidence，RWE）是否可以作为药物上市的审批依据？

综合多项具有真实世界设置的研究，2016 年 12 月 8 日美国食品药品监督管理局 Sherman 等人在新英格兰杂志中发表了一篇名为 "Real-World Evidence — What Is It and What Can It Tell Us?（真实世界证据是什么，它能为我们提示什么？）" 的文章，其中更加明确了 RWE 及 RWS 的概念。文中指出，RWE 是通过一系列研究类型生成的，包括观察性研究及随机或非随机的干预性研究，这就意味着 RWS 与传统临床试验之间的区别并不在于研究类型，而是基于研究环境进行了区分，也就是说 RWE 生成所需要的数据是来自现实中的临床实践，如医院、家庭、社区及其他现实场景，而非纯粹的研究或科研环境。

那么 RWE 是否可以用于新药上市审批？2016 年 12 月 3 日美国国会发布了《21 世纪治愈法案》(*21st Century Cures Act*)，并提出 RWS 所产生的证据可以用于药品和医疗器械的审批，其中美国 FDA 明确规定了 RWE 在药品审评中的两个用途：①用来支持已经获批的药物并扩大临床适应证。②用来支持或满足已经获批的临床试验相关需求。《21 世纪治愈法案》的发布使全球各方面（包括政府部门、医疗卫生职业者及其他利益相关方）对于 RWD/RWS/RWE 的重视达到了新的高度，多个国家和地区也陆续出台了 RWE 应用于药物及器械审批的法规。而实际上，在《21 世纪治愈法案》颁布之前，美国 FDA 和欧洲药品管理局（European Medicines Agency，EMA）就曾在新药审批过程中采纳过 RWE，具体审批上市产品见表 1–1。

表 1–1　美国 FDA 和 EMA 审批过程中使用 RWE 已上市品种一览

药品监督机构	药品名称	批准时间	适应证	RWE
美国 FDA	美尔赞 （Myozyme）	2006.4	蓬佩病（Pompe 病 / 糖原贮积症 II 型）	单臂试验（$n=18$），历史对照（$n=61$）
	卡谷氨酸 （Carbaglu）	2010.3	N- 乙酰谷氨酸合成酶缺乏所致的急性高氨血症	单臂试验（$n=23$）
	唯铭赞 （Vimizim）	2014.2	Morquio 综合征 A 型	RCT（安慰剂对照，$n=176$）；单臂试验（历史对照）
	来吡鲁定 （Refludan）	2014.11	肝素诱导的血小板减少症	两个单臂试验合并分析（$n=82 + 116$），其他治疗历史对照（$n=182$）
	博纳吐单抗 （Blincyto）	2014.12	前体 B 细胞急性淋巴细胞白血病（Ph 染色体阴性）	II 期多中心单臂试验（$n=185$），历史对照（$n=1139$）

续表

药品监督机构	药品名称	批准时间	适应证	RWE
美国 FDA	尿苷三乙酸酯（Vistogard）	2015.12	接受癌症治疗药物（氟尿嘧啶或卡培他滨）过量的成年人及儿童（急症治疗），或用于接受这些癌症药物治疗后4天内发生某些严重或危及生命的患者	两个单臂试验合并分析（$n=60+75$），历史对照（$n=25$）
	阿维鲁单抗（Bavencio）	2017.3	转移性默克尔细胞癌	多中心随机对照开放试验（$n=700$），历史对照
	水解溶酶体 N-端三肽氨基肽酶（Brineura）	2017.4	2型晚发婴儿型神经元蜡样脂褐质沉积症	单臂试验（$n=22$），历史对照（$n=42$）
	镥氧奥曲肽（Lutathera）	2018.1	生长抑素受体阳性的胃肠胰腺神经内分泌肿瘤	随机对照试验（$n=229$），单臂试验（$n=1214$）
EMA	阿那白滞素（Kineret）	2002.3	类风湿关节炎	支持上市的一项临床试验为 03-AR-0298（开放），针对已发表的前瞻性研究的 Meta 分析作为支持性证据
	醋酸乌利司他（EllaOne）	2009.5	紧急事后避孕	支持上市的是一项独立RCT，Meta 分析用于支持性证据，开展了上市后的 RWS（比较18岁以上和18岁以下人群）
	妥布霉素吸入粉（Tobi Podhaler）	2011.7	囊性纤维化患者铜绿假单胞菌感染	支持上市的是两项Ⅲ期试验，上市后开展了两项 RWS，分别评价了疗效和易用性（一个Ⅳ期研究比较吸入粉和吸入溶液）
	利普卓（Lynparza）	2014.12	卵巢癌	支持上市的是Ⅱ期试验，单臂、开放的RWS 作为支持性证据

续表

药品监督机构	药品名称	批准时间	适应证	RWE
EMA	复方多替拉韦利匹韦林（Juluca）	2018.3	HIV 感染	支持上市的是两项Ⅲ期试验，一项 RWS 评价了两种用药方案的效果
	替沙来塞（Kymriah）	2018.8	复发性或难治性急性 B 系淋巴细胞白血病	两个单臂、开放的Ⅱ期试验

　　在 2011 年 3 月 18 日举办的首届中国实效研究和循证医学高峰会议（CORE Summit 2011）上，便从"应用真实世界数据（real world data, RWD）来填补临床诊疗指南与临床实际之间的空缺"等多个维度进行了商讨。2017 年起每年由中国罕见病联盟（China Alliance for Rare Diseases, CARD）牵头的"真实世界研究与罕见肿瘤年度峰会"集结了全国罕见肿瘤领域的相关专家，旨在将真实世界研究方法融入罕见肿瘤疾病研究和临床实践，尝试为攻克罕见病难题提供真实世界的数据和依据。此后，国内也不断涌现出多个 RWS 学术组织，如 2017 年四川大学华西医院中国循证医学中心团队联合多家高校、科研院所专家组成的"中国真实世界数据与研究联盟（China REAL）"，2018 年 4 月由中国研究型医院学会危重医学专业委员会发起的"中国真实世界研究联盟"。同时，多部门关于 RWS 的指南性文件也先后发布，如 2018 年 1 月 1 日由中国临床医学真实世界研究施行规范专家委员会制定的《中国临床医学真实世界研究施行规范》，2018 年 8 月 3 日由吴阶平医学基金会联合中国胸部肿瘤研究协作组发布的《真实世界研究指南（2018 版）》。此外，美国 FDA 在 2017 年至 2018 年相继颁布了"Use of Real-World Evidence to Support Regulatory Decision Making for Medical Devices（使用真实世界证据支持医疗器械监管决策）"和"Framework for FDA's Real-World Evidence Program（FDA 真实世界证据计划框架）"。我国国家药品监督管理局（National Medical Products Administration，NMPA）在 2020 年也

发布了《真实世界数据用于医疗器械临床评价技术指导原则（试行）》，这些政策的发布均为探索使用 RWD/RWE 评价医疗器械的有效性提供了基本构架。表 1-2 对近年来 NMPA 基于 RWE 出台的一系列政策与法规进行了列举和归纳。

表 1-2 NMPA 关于 RWE 用于药品与医疗器械审批相关的讨论和政策法规

机构名称	日期	讨论 / 政策 / 法规名称	RWE 相关信息
NMPA	2018.8.16	关于政协十三届全国委员会第一次会议第 2489 号（医疗体育类 247 号）提案答复的函	NMPA 还正在组织开展"医疗器械临床评价研究"课题，其中一个重要内容就是"真实世界证据如何用于监管决策"，全面了解和掌握国外对医疗器械真实世界证据利用方面的经验和要求，为下一步工作打下基础
NMPA	2018.12.27	中药品种保护常见问题解答	企业可以采取多种研究方法开展上市药品临床研究，可采用 RCT、前瞻性研究、回顾性研究、队列研究、病例对照研究或开展真实世界研究、文献研究等
CDE	2019.5.29	《真实世界证据支持药物研发的基本考虑（征求意见稿）》	CDE 组织起草了《用于产生真实世界证据的真实世界数据指导原则（征求意见稿）》，以广泛听取各界意见和建议
NMPA	2020.1.7	《真实世界证据支持药物研发与审评的指导原则（试行）》	本指南旨在厘清药物研发和监管决策中真实世界证据的相关定义，指导真实世界数据收集及适用性评估，明确真实世界证据在药物监管决策中的地位和适用范围，探究真实世界证据的评价原则，为工业界和监管部门利用真实世界证据支持药物监管决策提供参考意见
NMPA	2020.2.6	疫情面前，我们都是战士——国家药监局器审中心应急审评新型冠状病毒核酸检测产品纪实	为确保审评的科学性，NMPA 决策，可以使用真实世界数据，允许企业收集此前将产品捐赠给疾控部门应急使用后产生的临床数据，并对企业提交的合规数据进行科学的分析和研判

续表

机构名称	日期	讨论 / 政策 / 法规名称	RWE 相关信息
NMPA	2020.7.30	《国家药监局关于进一步加强药品不良反应监测评价体系和能力建设的意见》	探索利用真实世界数据，研究上市后安全监测评价的新方法
CDE	2020.8.31	《真实世界研究支持儿童药物研发与审评的技术指导原则（试行）》	本指导原则着重介绍现阶段真实世界研究支持我国儿童药物研发时的常见情形及关注点，有关真实世界研究的基础概念、基本原则、研究设计及统计方法学等内容请参考《真实世界证据支持药物研发与审评的指导原则（试行）》。本指导原则适用于各类别儿童用药，包括化学药品、中药及生物制品
NMPA	2020.11.26	《真实世界数据用于医疗器械临床评价技术指导原则（试行）》	本指导原则旨在初步规范和合理引导真实世界数据在医疗器械临床评价中的应用，为申请人使用医疗器械真实世界数据申报注册及监管部门对该类临床数据的技术审评提供技术指导。本指导原则中提及的医疗器械包括体外诊断试剂
NMPA	2020.12.25	《国家药监局关于促进中药传承创新发展的实施意见》	建立与中药临床定位相适应、体现其作用特点和优势的疗效评价标准。鼓励开展以患者为中心的疗效评价。探索引入真实世界证据用于支持中药新药注册上市
NMPA	2021.5.10	《国务院办公厅关于全面加强药品监管能力建设的实施意见》	遵循中药研制规律，建立中医药理论、人用经验、临床试验相结合的中药特色审评证据体系，重视循证医学应用，探索开展药品真实世界证据研究
NMPA	2021.6.1	《国家药监局已发布的医疗器械注册技术审查指导原则目录》（截至 2021 年 5 月底）	其中包含了 2020 年 11 月 26 日发布的《真实世界数据用于医疗器械临床评价技术指导原则（试行）》

注：了解更多内容可查询网站：https://www.nmpa.gov.cn/ 和 https://www.cde.org.cn/。

随着 NMPA 对于 RWE 在不同场景中应用指导原则的日趋完善，我国首个使用境内真实世界数据的医疗器械产品（美国艾尔建公司"青光眼引流管"）于 2020 年 3 月 26 日获批上市。本产品的顺利上市得力于国家不仅从政策上对 RWS 的开展给予了多方面的指导，同时也为 RWE 用于药品及医疗器械审评的开展提供了场地的便利。早在 2019 年 6 月 20 日，NMPA 便与海南省政府在海南省海口市召开工作座谈会，共商推进海南自贸区医药领域创新发展大计，并联合启动了海南临床 RWD 应用试点工作。2019 年 9 月，4 个部门（国家发展和改革委员会、国家卫生健康委员会、国家中医药管理局、国家药品监督管理局）联合印发《关于支持建设博鳌乐城国际医疗旅游先行区的实施方案》，允许博鳌乐城特许药械通过临床 RWD 的应用研究，把在先行区试用药品和器械过程中积累的、符合要求的临床数据作为在中国申请注册的依据。2020 年 4 月 10 日《国家发展改革委　商务部关于支持海南自由贸易港建设　放宽市场准入若干特别措施的意见》发布，"博鳌乐城真实世界数据研究创新中心"在海南博鳌乐城国际医疗旅游先行区揭牌成立，其面向国外已上市而国内未上市的临床急需进口药械产品，在真实临床环境下使用并产生数据，经过研究设计、数据采集、信息处理、统计分析及多维度结果评价，加快创新药械在中国注册上市的进程。博鳌乐城真实世界数据研究创新中心成立后不到一年，于 2021 年 3 月 29 日国家药监局通过优先审评审批程序，附条件批准 Blueprint Medicines Corporation 申报的 1 类创新药普拉替尼胶囊上市，该产品也是海南临床 RWD 应用试点品种，相关 RWS 结果作为临床试验结果的补充，为其在中国晚期非小细胞肺癌人群中的疗效评价和安全性评估提供了辅助作用。

与传统 RWD 研究相比，博鳌乐城特许药械 RWD 研究具有以下特点：①唯一性：相较于国内其他地区，博鳌乐城允许一些国内未上市而国外已上市的创新药械产品在先行区使用，使得博鳌乐城具有特许创新药械的独有性和特许医疗干预实施地点的唯一性。②广泛性：全国各地患者由居住地医疗机构的临床专家推荐到博鳌乐城的医疗机构接受特许药械治疗，出院后回居住地医院进行复查和随访。患者来源广泛，反映了特许药械 RWD 的多样性。③多元性：通过 RWD 研究，特许药械不仅具有中国人群的 RWE，而且也积累了国外随机对照临床试验证据和 RWE，并且部分特许药械已在国内开展随机对照临床试验，显示出特许药械证据来源的多元性。

我国政府通过以上各项举措，不断向全世界展示我国将 RWE 更快更好地应用于创新药物和医疗器械上市评审的雄心。同时，对于上市后药品及医疗器械疗效与安全性 RWE 的生成也给予了非常重要的理论与实践支持。

（李一）

第 2 章　真实世界研究的相关定义

关于真实世界研究的概念与类型一直在争议中不断被完善。结合诸多上市前和上市后药品与医疗器械真实世界研究实例及业内专家的建议与意见，我国 2020 年发布的《真实世界证据支持药物研发与审评的指导原则（试行）》和《真实世界数据用于医疗器械临床评价技术指导原则（试行）》（下称"指导原则"）厘清了药物及医疗器械研发和监管决策中真实世界证据的相关定义。

第 1 节　真实世界数据

为何真实世界研究在近年来越来越受到关注？究其原因，主要由于目前我们生活中越来越多的设备被应用于记录人们生命体征及诸多健康数据，如电脑、移动设备、可穿戴设备及其他生物传感器的使用，以及这些设备的快速更新。鉴于这些数据更加贴近现实生活与临床实际，应用这些数据，我们可以通过不同的研究设计与执行方法得到曾经无法获取的证据，以回答过往无法回答的医学问题。此外，随着越来越多前沿而精准的数据分析方法的出现，基于真实世界数据分析而来的证据也随之更适合用于医疗产品的研发与审批，而这也正是真实世界数据独有的魅力。

真实世界数据通常是指来源于日常所收集的各种与患者健康状况和（或）诊疗及保健有关的数据，但并非所有的真实世界数据经分析后都能成为真实世界证据，只有满足适用性条件的真实世界数据才有可能产生真实世界证据。真实世界数据通常来自于传统临床试验之外，主要是从多种来源收集的各种与患者健康状况和（或）常规诊疗及保健有关的数据。

1. 我国真实世界数据来源

我国真实世界数据的来源按功能类型可分为卫生信息数据、医保支付数据、疾病登记数据、公共卫生监测数据（如药品安全性监测、死亡信息登记、院外健康监测）、自然人群队列数据等，以下是根据数据功能类型分类的几种常见真实世界数据来源。

（1）卫生信息数据：卫生信息数据包括结构化和非结构化的数字化患者记录，如患者的人口学特征、临床特征、诊断、治疗、实验室检查、安全性和临床结局等，通常分散存储于医疗卫生机构的电子病历/电子健康档案、实验室信息管理系统、影像存档与通信系统、放射信息管理系统等不同信息系统中。有些医疗机构在数据集成平台或临床数据中心的基础上建立院级科研数据平台，整合患者门诊、住院、随访等各类信息，形成直接用于临床研究的数据。有些区域性医疗数据库利用相对集中的物理环境进行跨医疗机构的临床数据存储和处理，具有存储量大、类型多等特点，也可作为 RWD 的潜在来源。

卫生信息数据是基于临床诊疗实践过程的记录，其涵盖临床结局和暴露变量范围较广，尤其电子病历数据在真实世界研究中应用较广。

（2）医保支付数据：我国医保支付数据的主要来源有两类：一类是政府、医疗机构建立的基本医疗保险体系（进行医保支付数据库的建立和统一管理），包含有关患者基本信息、医疗服务利用、处方、结算、医疗索赔和计划保健等结构化字段的数据；另一类是商业健康保险数据库，由保险机构建立，数据以保险公司理赔给付与保险期限作为分类指标，数据维度相对简单。医保系统作为真实世界数据来源，较多用于开展卫生技术评价和药物经济学研究。

（3）登记研究数据：登记研究数据是通过有组织的系统，利用观察性研究的方法搜集临床和其他来源的数据，用于评价特定疾病、特定健康状况和暴露人群的临床结局。登记研究根据研究定义的人群特点主要包括产品登记、健康服务登记和疾病登记三类，我国的登记研究主要是疾病登记和产品登记研究。其中，医疗机构和企业支持开展的产品登记研究，观察对象是使用某种医药产品的病例，重点观察其不同适应证的效果或监测不良反应。

国内比较重要的登记研究数据库有全国肿瘤登记中心、中国罕见病登记系统、全国儿童白血病登记系统、全国血液透析患者病例信息登记系统、全国出生缺陷登记系统、全国传染病登记系统、中国消化系统早癌登记随访数据平台、颅内外动脉狭窄合并颅内动脉瘤登记研究平台、烟雾病登记研究平台、颈动脉狭窄登记研究平台、中国卒中登记研究平台、国家脑肿瘤登记研究平台、中国肺动脉高压注册登记研究、中国急性心肌梗死登记研究、中国冠心病医疗质量改善登记研究、中国心力衰竭登记研究等。需要说明的是，上述数据库并不能完全涵盖已有的、在建的或将要建立的重要登记研究数据库。登记研究数据库的优势在于以特定患者为研究人群，通过整合临床诊疗、医保支付等多种数据来源进行研究，数据采集较为规范，一般包括患者自报数据和长期随访数据，观测结局指标通常较为丰富，具有准确性较高、结构化强、人群代表性较好等优点，对于评价药物的有效性、安全性、经济性和依从性具有较好的适用性。

（4）药品安全性主动监测数据：药品安全性主动监测数据主要用于开展药物安全性研究及药物流行病学研究，通过国家或区域药品安全性监测网络，从医疗机构、制药公司、医学文献、网络媒体、患者报告结局等渠道进行数据收集。药品安全性监测数据以国家药品不良反应监测哨点联盟（China ADR Sentinel Surveillance Surveillance Alliance，CASSA）建立的中国医院药物警戒系统为代表，是利用哨点医疗机构临床诊疗数据建立药品及医疗器械安全性的主动监测与评价系统，及时获知医疗机构药品不良反应报告。源自 CASSA 的数据在提高药品不良反应报告效率与质量、减少漏报病例、共享药物安全信息等方面发挥了重要作用，其产出的 RWD 适用于开展药物安全性研究、监测与评价，为提升药品安全性评价提供数据支撑。此外，医疗机构和企业自身建立的自有药品安全性监测数据库也可能成为此类数据来源的一部分。

（5）自然人群队列和专病队列数据：据不完全统计，目前我国有文献发表的大规模人群队列超过 470 个，包括自然人群队列研究 177 个、专病队列研究 154 个，新立项未发表文献的队列研究项目也有 26 项。自然人群队列数据或专病队列数据具有标准统一、信息化共享、时间跨度长和样本量较大的特点，此类真实世界数据可以帮助构建常见疾病风险模型，可对药物研发的精准目标人群定位提供支持。

（6）组学相关数据：组学相关数据收集患者的遗传、生理学、生物学、健康、行为等组学相关信息，形成如药物基因组学、代谢组学和蛋白质组学的数据库。我国相关组学数据库包括生命与健康大数据中心（Big Data Center，BIGD）、蛋白质组综合资源数据库 iProX 等。通常组学数据需要拼接临床数据才可能成为适用的真实世界数据。

（7）死亡登记数据：人口死亡登记是一个国家对其国民的死亡信息持续完整的收集和记录。目前我国有 4 个系统用于收集人口死亡信息，分别是国家疾病预防与控制中心的人口死亡登记系统（Disease Surveillance Point System，DSPs）、国家卫生健康委员会信息中心的全员人口系统、公安部的户口注销系统和民政部的殡葬信息系统。人口死亡登记数据包含死亡医学证明书中的所有信息，记录了详细的死亡原因和死亡时间，是我国目前唯一可以产出人群死因和死亡率的数据来源。

（8）患者报告结局数据：患者报告结局（patient-reported outcome，PRO）是一种来自患者自身测量与评价疾病结局的指标，包括症状、生理、心理、医疗服务满意度等。其记录有纸质和电子两种方式，后者称为电子患者报告结局（ePRO）。PRO 在药物评价体系发展中变得越来越重要。早在 2009 年美国 FDA 发表了行业指南，其指出要重视 PRO 研究在药物研发中的重要性，强调 PRO 研究由"疾病"转向"患者"，即生物—心理—社会医学模式。更在 2020 年 6 月全面升级并颁布了《以患者为中心的新药研发指南（PFDD）》。

数字化浪潮下，ePRO 的兴起与应用更使得 PRO 与电子病历系统对接并形成患者维度的完整数据流成为可能，其可应用于癌症、心脑血管病、老年病及其他慢性病药物的真实世界研究中。

（9）来自移动设备的个人健康监测数据：个人健康监测数据可通过移动设备（如智能手机、可穿戴设备）依托智能算法和云端运算架构，实时采集受试者生命体征指标。这些数据常产生于普通人群的自我健康管理、医疗机构对慢病患者的监测、医疗保险公司对参保人群健康状况评估的过程。此类数据通常存储于可穿戴设备企业、医疗机构数据库及商业保险公司数据系统等。由于可穿戴设备在收集生命体征数据方面具有便利性和即时性等优势，与电子健康数据衔接可形成更完整的真实世界数据。

（10）其他特定功能数据

1）预防免疫接种不良事件数据：我国已建立免疫接种不良事件（adverse events following immunization，AEFI）信息系统，所记录的数据可用于分析疫苗的一般反应和异常反应发生率，评价疫苗安全性；分析 AEFI 与疫苗品种或批次的关联性，评价疫苗的质量；分析 AEFI 与预防接种实施差错的关联性，评价预防接种服务的质量。

2）患者随访数据：患者随访主要是指以临床研究为目的，医院随访部门或第三方授权服务商以信件、电话、门诊、短信、网络随访等方式对离院患者开展临床终点、康复指导、用药提醒、满意度调查等服务，服务中收集的院外数据，通常存储于医院随访数据系统。为保障患者隐私，随访过程需采取脱敏措施。电话录音、短信或微信文字记录等原始资料应留存以保证可追溯。以肿瘤患者随访为例，目前我国随访率较低，不足50%，而国际抗癌联盟（Union for International Cancer Control，UICC）提出，随访率达到90%以上才有实用价值。在真实世界临床诊疗环境中，院内电子病历数据往往无法涵盖患者一些重要的临床指标，如总生存期、5年生存率、不良反应信息等，这些都需要补充长期随访数据才能形成适用的真实世界数据。通过与病历数据精准拼接，实现临床跨数据类型融合，可最终形成覆盖患者生命周期的完整数据，用以探索疾病发生机制、发展规律、治疗方法、预后相关因素等临床研究问题。

3）患者用药数据：患者诊疗过程中药品使用数据包括患者信息、药品品类、剂量及不良反应等信息，通常存储于医院药品管理信息系统、医药电子商务平台、制药企业产品追溯和药品安全性信息数据库，以及药品使用监测平台，如中国医药工业信息中心药物综合数据库（Pharmaceutical Data Base，PDB）等。伴随远程诊疗和互联网＋慢病管理模式的普及，存储于处方流转平台或医药电商平台的患者院外用药数据逐渐增多，此类数据的有效利用或拼接，可作为患者维度诊疗过程记录的真实世界数据来源。

4）其他特殊数据源：部分地区医疗机构根据相关政策、法规，因临床急需进口少量境外已上市药品等用于特定医疗目的而生成的有关数据；为特殊目的创建的数据库，如法定报告传染病数据库、国家免疫规划数据库等。此外，真实世界数据还可包括在医疗器械生产、销售、运输、存储、安装、使用、维护、退市、处置等过程中产生的数据（如验收报告、维修报告、使用者反馈、使用环境、校准记录、运行日志、影像原始数据等）。

2. 国外主要真实世界数据来源

与国内真实世界数据来源类似，国外真实世界数据的来源包括电子健康记录、医保支付数据、医疗产品和疾病登记研究数据、个人居家健康监测数据等类型。常规的健康医疗数据产生于以医疗机构、区域医疗中心、医疗保险机构（包括商业保险企业）等为主体的信息系统，包括电子健康档案数据、医保数据、药品销售和处方数据等。疾病登记研究数据具有采集过程规范、数据完整性较好、人群代表性强等优点（部分重要的境外数据库见表 1-3）。此外，企业自己的数据库（整合不同功能类型医疗健康数据的商业数据库）也是国内真实世界数据的重要来源，如 Inovalon、Flatiron Health、IMS Health、Lexicomp 等医疗数据服务商所建立的真实世界数据库。

表 1-3　部分国外真实世界数据来源

中文	英文
欧洲药物流行病学和药物警戒网络中心	the Euopean Network of Centers for Pharmacoepidemiology and Pharmacovigilance（ENCePP）
荷兰癌症登记数据库	Netherlands Cancer Registry（NCR）
丹麦国家患者登记数据库处	Danish National Patient Registry（DNPR）
欧洲血液和骨髓移植学会数据库	European society for Blood and Marrow Transplantation（EBMT）
欧洲多发性硬化症登记数据库	European Registry for Multiple Sclerosis（EUReMS）
欧洲囊性纤维化学会数据库	European Cystic Fibrosis Society（ECFS）
英国风湿病学会生物制品登记数据库	the British Society for Rheumatology Biologics Register（BSRBR）
美国监测、流行病学和结果数据库	Surveillance, Epidemiology and End Results（SEER）
美国国家癌症数据库	National Cancer Database（NCDB）

续表

中文	英文
美国肾脏病数据系统	the United States Renal Data System（USRDS）
美国国家急性卒中登记数据库	the Paul Coverdell National Acute Stroke Registry（PCNASR）
日本国家临床数据库	National Clinical Database（NCD）
日本诊断程序组合数据库	Diagnosis Procedure Combination Database（DPCD）
加拿大药品数据库	Drug Product Database（DPD）
澳大利亚和新西兰透析与移植登记系统	the Australia and New Zealand Dialysis and Transplant Registry（ANZDATA）

　　世界数据来源繁多，数据量也相对巨大，但是从数据来源看，相较于 RCT 数据，国内真实世界数据在大多数情况下缺乏其记录、采集、存储等流程的严格质量控制，造成数据不完整、关键变量缺失、记录不准确等问题，这些数据质量上的缺陷，会极大地影响后续数据的治理和应用，甚至会影响数据的可追溯性，研究者也难以发现其中的问题并进行核对和修正。由于患者病程、就诊地点及时间和空间等因素的变化，可能导致患者疾病状态及相关因素等纵向数据信息的缺失，为临床研究疾病状态及结局的系统性评价带来挑战。倾向性的数据收集，特别是登记研究数据，会导致研究结果偏倚的潜在风险。

　　此外，由于各种国内真实世界数据来源之间相对独立和封闭、数据管理系统种类繁多、数据存储分散且结构标准不一致、数据横向整合和交换存在困难，造成数据碎片化和信息孤岛现象突出。对于电子病历数据，由于其高度敏感性，且业务系统一般封闭管理，数据的利用可能会受到一定限制。在缺乏统一标准的情况下，数据类型较为多样，既有结构化数据，也有文本、图片、视频等非结构化和半结构化数据，在数据记录、采集、存储的过程中，会导致数据的冗余和重复，进而造成数据处理难度加大。

鉴于医疗信息技术不断发展，新的国内真实世界数据类型和来源会不断出现，但其具体应用还有赖于所要解决的临床研究问题，以及该数据所支持产生的国内真实世界证据的适用性评估。

第2节　真实世界证据

结合以上对于真实世界研究及真实世界数据定义的介绍，相信大家对于真实世界证据的定义也有了初步的概念。依据2020年我国发布的两项指导原则，真实世界证据是指通过对适用的真实世界数据进行恰当和充分的分析所获得的关于药物及医疗器械的使用情况和潜在获益–风险的临床证据，包括通过对回顾性、前瞻性观察性研究或实用性临床试验等干预性研究获得的证据。

本定义中再次强调了真实世界研究类型的广泛性，同时针对多样的真实世界数据需"进行恰当而充分的分析"。为了实现这一目标，则需要严格依据研究目的及数据情况，从众多研究类型与统计分析方法中进行遴选，进而得到充分支撑研究目的的真实世界证据，实现其临床及决策意义。

第3节　真实世界研究

真实世界研究是指针对预设的临床问题，在真实世界环境下收集与研究对象健康有关的数据（真实世界数据）或基于这些数据衍生的汇总数据，通过分析获得药物及医疗器械的使用情况及潜在获益–风险的临床证据（真实世界证据）的研究过程（图1–1）。简单来说就是应用真实世界数据产生真实世界证据的过程就是真实世界研究。

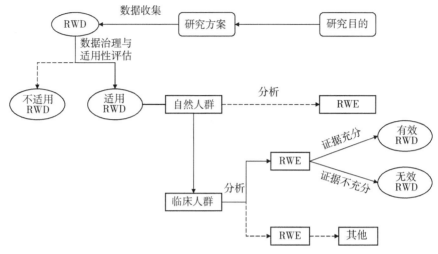

图1-1 支持药物监管决策的真实世界研究路径（实线所示）

围绕相关科学问题，综合运用流行病学、生物统计学、循证医学等多学科方法技术，利用真实世界数据开展的研究统称为真实世界研究。真实世界研究是通过系统地收集真实世界数据，运用合理的设计和分析方法，来开展前瞻或回顾性研究的，因此真实世界研究所涵盖的研究类型非常多样化，且真实世界研究所采用的数据及其来源也具有高度的多样性。

第4节 真实世界数据适用性评估

良好的真实世界数据质量是开展真实世界研究的基础，直接影响真实世界研究生成的证据强度。因此，真实世界数据的适用性需要进行评价，适用性评价可分为两个阶段：第一阶段从可及性、伦理合规、地域代表性、关键变量完整性、样本量和源数据活动状态等维度，对源数据进行初步评价和选择，判断其是否满足研究方案的基本分析要求；第二阶段包括数据的相关性、可靠性，以及采用的或拟采用的数据治理机制（数据标准和通用数据模型）的评价分析，经治理的数据是否适用于产生真实世界证据（图 1-2）。

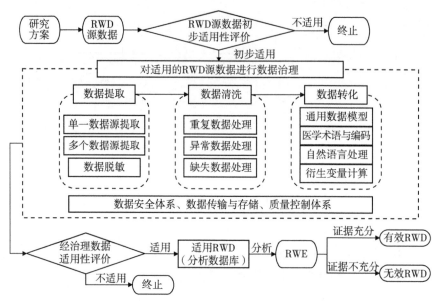

图 1-2　真实世界数据的适用性评价和数据治理过程

1. 源数据的适用性评价

满足基本分析要求的源数据至少应具备以下条件。

（1）数据可及：具有数据的使用权限，并且可被第三方，特别是监管部门评估。

（2）符合伦理和数据安全性要求：源数据的使用应通过伦理审核，并符合数据安全要求。

（3）纵向数据：数据应是纵向的，而不仅是横断面的。

（4）临床结局和暴露变量：数据的记录必须有临床结局变量和暴露 / 干预变量，缺一不可。

（5）其他重要变量：应包括人口学变量和重要的协变量。

（6）具有一定的数据完整性：源数据通常是不完整的，但应确保一定的完整性，即考虑数据治理后情形，在保证人群具有代表性前提下，即使样本量减少，但仍能满足统计分析所需的足够检验效能。

（7）样本量够大：样本量应足够大，并充分考虑数据治理产生的样本量损失情况。

（8）数据库处于活动状态且历史数据可及：数据库应是连续处于活动状态的，所有记录的历史数据均是可及的。

2. 经治理数据的适用性评价

经治理的真实世界数据的适用性评价主要依据数据的相关性和可靠性两方面，其中相关性评价旨在评估数据是否与所关注的临床问题密切相关，重点关注关键变量的覆盖度、临床结局定义的准确性、目标人群的代表性和多源异构数据的融合性；可靠性主要从数据的完整性、准确性、透明性、质量控制和质量保证几个方面进行评价。表 1-4 中着重展示了真实世界数据相关性与可靠性评价的意义和重要因素。

真实世界数据的可靠性与采集过程的严谨性息息相关，数据采集之前需确定采集范围和采集变量，同时需制订数据词典、规定采集方法、采集数据的流转方式、储存介质格式等，从而充分保障数据的真实性和完整性。而大部分来源于未经过严格控制的现实数据通常会或多或少存在一些问题，因此真实世界数据的筛选和采集是真实世界证据产生过程中至关重要的一步。此外，真实世界数据通常无法避免数据缺失问题，包括变量缺失和变量值缺失。当数据缺失比例超过一定限度，尤其是涉及研究的关键变量时（如影响研究结局的诸多重要预后协变量缺失或变量值缺失）会加大研究结论的不确定性，此时需要慎重考虑该数据能否支持产生真实世界证据。

表1-4　真实世界数据的相关性与可靠性

评价内容	意义	重要因素
相关性	数据是否可以充分回答与研究目的相关的临床问题	是否包含与临床结局相关的重要变量和信息，如药物暴露、患者人口学和临床特征、协变量、随访时间、结局变量等
		临床结局定义是否准确，相应的临床意义是否明确
		真实世界数据中的患者对于研究的目标人群是否具有代表性
		是否有足够的样本量及随访时间以证明疗效并获取充分的潜在安全性事件
可靠性	数据采集的准确性	数据被收集和获取的程度，即相对于研究目的，数据是否完整，如研究变量的缺失是否影响研究结局的评估，样本量及随访时间是否足以回答研究问题等
		数据对患者健康状况、诊疗及保健反映的准确程度，如患者年龄、使用器械、手术类型是否准确
		数据的来源、收集与治理的全过程应透明、清晰，并具有可溯源性，尤其是关键的暴露、协变量及结局变量等应能追溯到源数据
		真实世界数据的可靠性需考虑数据质量
		数据采集遵循相同的过程和程序的程度包括统一的数据定义和稳定的病例报告表或版本受控的其他数据收集表

　　真实世界数据的准确性不仅限于原始数据记录的准确性，同时需要明确数据采集的准确性（如是否建立规范统一的数据采集方法，是否核查不同来源数据的准确性等），以及数据治理的恰当性（如是否建立规范统一的数据治理流程，包括数据安全性处理、数据链接、数据清洗、数据编码、数据结构化、数据传输等，是否核查数据治理算法的正确性）。数据的准确性极为重要，通常需要参照较权威的数据来源进行识别或验证。数据元素和转化数据的算法均应保证其正确。数据的准确性还反映在数据的一致性和合理性上，一致性包括数据库内部的相关数据标准、格式和计算方法等；

合理性包括变量数值的唯一性、合理的区间和分布、相关变量的预期依从关系及时变型变量是否按预期改变等。

在真实世界数据采集过程中，同样需要保障数据的透明性，除了表 1-4 中提到的数据来源、收集与治理的全过程应透明和可溯源，还应包括数据的可及性、数据库之间的信息共享及对患者隐私保护方法的透明。除了以上几方面，良好的真实世界数据质量，还需要通过多项措施来保障，包括但不限于：①数据收集是否有明确的流程和合格人员。②是否使用了共同定义框架，即数据字典。③是否遵守采集关键数据点的共同时间框架。④是否建立与收集真实世界数据有关的研究计划、协议和分析计划的时间安排。⑤用于数据元素采集的技术方法是否充分，包括各种来源数据的集成、药物使用和实验室检查数据的记录、随访记录、与保险数据的链接及数据安全等。当然，经过适用性评价的真实世界数据仍需要采用合适的数据模型对数据进行整合，以便后续针对特定的临床研究问题，达到适用于统计分析而进行有效的真实世界数据治理，并建立完整的质量管理体系以保障数据的合规性与安全性。作为真实世界证据的前体与基石，与传统临床试验相似，真实世界数据的采集过程对于最终的证据质量至关重要，但数据来源于现实生活或临床场景则是真实世界证据的重要特点。

（李一　郭志伟）

第 3 章　真实世界研究常见设计类型及统计分析方法

　　由于真实世界数据的来源多样，部分情况下样本例数巨大、丰富的研究指标虽然提升了数据的代表性，但对于数据的有效分析也会带来一定困难，因此当真实世界数据用于药物及医疗器械临床评价时，应基于具体研究目的，进行严格的策划和设计，同时须遵循伦理原则、符合法规要求，并严格保障数据安全。与传统的临床试验相同，研究策划与研究设计在研究之初与研究实施的全过程都起到了非常重要的指导作用，其中研究策划包括明确研究问题，确定数据来源及收集方式，以及组建研究团队等；研究设计包括确定设计类型，明确研究对象和研究变量，识别混杂及偏倚的来源并制订相应措施进行合理控制，以及事先制订统计分析计划等。

　　与真实世界数据多样性相对应，真实世界研究的设计类型也非常丰富，数据统计分析方法亦然，以下将针对常见设计类型和统计分析方法两个方面进行展开叙述。

第 1 节　常见设计类型

　　真实世界研究设计类型主要分为试验性研究和观察性研究。此外，还包括使用真实世界证据作为外部对照的单臂试验。

一、试验性研究

1. 实用性临床试验

实用性临床试验是在常规或接近常规的临床实践中开展的临床试验，实效性随机对照试验是实用性临床试验的一种重要类型。实用性临床试验又称实操临床试验和实效性临床试验（pragmatic clinical trial，PCT），是指尽可能接近真实世界临床实践的临床试验，是介于 RCT 和观察性研究之间的一种研究类型。其与 RCT 不同的是：① PCT 的干预既可以是标准化的，也可以是非标准化的。②根据研究目的不同，可包括安全性、有效性、治疗依从性、卫生经济等方面。③既可以采用随机分组方式，也可以自然选择入组。④受试病例的入选标准较宽泛，对目标人群更具代表性。⑤对干预结局的评价不局限于临床有效性和安全性，通常选择对患者或研究结果的使用者具有重要临床意义的指标。⑥ PCT 一般使用临床终点，而避免使用传统 RCT 中可能使用的替代终点。⑦可以同时考虑多个对照组，通常选用常规治疗、标准治疗或公认有效的治疗措施作为对照，以反映临床实践中不同的标准化治疗。⑧一般不设安慰剂对照。⑨在大多数情况下不采用盲法，但对于如何估计和纠正由此产生的测量偏倚，需给予足够的重视。⑩数据的收集通常依赖于患者日常诊疗记录。⑪因其注重评价远期结局，随访时间较长，随访频率通常与常规临床随访一致。与观察性研究不同的是，PCT 是干预性研究，其干预的设计具有相当的灵活性。

PCT 关注干预措施在常规临床实践中的效果，其研究对象是在常规临床实践中应用干预措施的患者群体，可能存在多种合并症；干预措施由于与常规临床实践保持较好的一致性，从而受干预者技能和经验的影响。因此，研究设计需基于其特点进行全面考虑。设计 PCT 时应考虑以下因素：

①收集到的数据是否适用于支持产生真实世界证据。②治疗领域和干预措施等是否符合各种形式的常规临床实践。③是否具有足够的可以用于评价的病例数（特别是临床结局罕见的情况）。④参与 PCT 的各试验中心甚至不同的数据库之间对终点的评价和报告方法是否一致。⑤是否采用随机化方法控制偏倚。⑥当盲法不可行时，应考虑非盲对结局变量（特别是患者报告的结局）可能产生的影响，可使用不受治疗分组影响的终点（如脑卒中、肿瘤大小等），以减少非盲带来的可能偏倚。PCT 需要考虑所有可能的潜在因素影响，包括各种偏倚和混杂因素的影响，故其研究设计和统计分析较为复杂，所需的样本量通常远超 RCT 设计。PCT 如果采用随机化方法将减小混杂因素的影响从而提供稳健的因果推断。由于是在更接近真实临床实践环境下开展的研究，PCT 所获得的证据在多数情况下被视为是较好的真实世界证据。

2. 大型随机对照试验

相对于普通的随机对照研究，还有一类研究有着样本量大、研究精度高等特点，被称为大型随机对照试验（large simple trial，LST）。大型随机对照试验又称大规模随机对照试验，样本量可以大至几千，甚至上万。与小型研究或其他设计类型的研究相比，大型随机对照试验结果的精确度、准确度都是最高的，因此，大型随机对照试验就是最精、最准的流行病学研究设计。由于样本量很大，大型随机对照试验在设计上往往还具备一些其他共同的特征，如多中心、程序简单、病例特征和医疗条件宽泛、治疗环境贴近实际医疗环境、可以估计实际效果、结果有利于推广等。

大型研究为了快速征募病例并完成研究，研究者多会联合很多单位，一个单位就是一个中心，各中心分别征募和治疗自己中心的病例，研究在不同地方同时进行。因此，大型随机对照试验一般都是多中心试验，中心可以局限于一个国家或地区，也可以遍布全世界。由于研究中心遍布各地，每个地区在医疗环境、医疗水平、病例特征等方面存在差异，大型试验多是"简单试验"。所谓简单，就是在病例入选、治疗安排和数据收集等方面采取比小型试验更为简单易行的方法。因为需要征募的病例数量很大，而且涉及的单位很多，各单位的条件和水平参差不齐，研究的各种要求需要考虑效率，还需要兼顾中下水平的参与单位的条件和能力，使它们能够完成研究的各种要求，如病例入选条件应该简单、不添加很多限制（如病程、病情、治疗史和合并症）、不使用临床上不常见的仪器等，尽可能使临床上同类病例都可以入选，这样才会有更多的合格病例入选，加速病例征募的程序。由于参与地区和中心很多，以及病例入选条件和临床治疗环境比较宽泛，如果最终证明有效，一般认为其结果更容易在实际医疗条件下得到重复，更容易推广和普及。由于大型随机对照试验的这些特点，以及它们结果的高准确性和高精确性，大型随机对照试验是目前最有影响力的一类临床研究。

大型随机对照试验是最精、最准的流行病学研究设计类型，人们经常把大型随机对照试验视为确认医学干预措施效果的金标准。但由于伦理的限制，大型随机对照试验只能用于评估医学干预效果。一项研究需要样本量与预期效果的大小成反比，即效果越小差，所需的研究设计就越严谨，需要的样本量就越大。也就是大型随机对照试验只是确认中、小疗效的金标准，不是确认十分有效的干预金标准。在医学实践中过度推崇大型随机对照试验会导致对中、小疗效干预的过度强调。因此，只有当疗效比较小差时才需要大型随机对照试验，当疗效十分明显时，中、小型随机对照试验甚至观察性研究就足以证明其有效性。然而，研究的价值最终取决于研究问题的意义和原创性，而不是研究方法和 P 值的大小。过度推崇大型随机对照试验会引发：①对中、小疗效干预的过度强调。②对确认性研究、项目大小、经费多少的过度重视，而不是科学问题的追逐，从而弱化原创性研究工作。③增加研究资源且存在研究结果被过度解读的风险。

除了研究设计严谨性之外，大型前瞻性队列研究与大型随机对照试验之间存在两个重要区别。

（1）大型随机对照试验一般只能用来回答一个简单的研究问题，即在干预和结局方面都必须做严格的限定，如某药与安慰剂比较是否可以在某特定病例中改变某重要临床结局。大型前瞻性队列研究则不然，它可纳入的暴露往往有几十种、几百种甚至更多，对照有很多种可能，这些暴露可能影响的结局又有很多种，可以包括多种常见和罕见疾病。因此，通常一个大型随机对照试验一般只产生一个核心研究报告，而大型前瞻性队列研究可以产生无数个重要性相当的研究报告。

（2）大型前瞻性队列研究与大型随机对照试验的第二个重要区别在于它们可引发新的发现。大型随机对照试验是终结性研究，所谓终结性研究就是完成以后不再需要新的验证，一般也不会引发出新的科学问题。大型前瞻性队列研究则不同，主要用于发现病因，病因是预防和治疗疾病的开始，因此大型前瞻性队列研究是控制一个疾病的开端而不是结束，发现了病因就可以找到预防的方法及治疗的线索。

二、观察性研究

观察性研究又称非试验性研究，是指没有加入研究人员的任何干预（试验的或其他方面）措施，允许事件自然发展的研究过程。观察性研究是非干预性的研究，通过客观的观察、记录和描述观察结果并分析因素之间的关系，可细化为描述性研究和分析性研究。描述性研究的研究因素是影响因素，通过收集与有关事件的时间、地点和人群方面的基本分布特征等客观资料经过整理、分析建立假设性结论的一类研究；分析性研究的研究因素称为危险因素或暴露因素，在所选择的人群中探索导致不良事件发生的条件和规律、验证因果关系的一类研究方法。

观察性研究采集的数据接近真实世界，其最主要的局限在于存在各种偏倚、数据质量难以保证、已知或已测和未知或不可测量的混杂因素较难识别等，使得研究结论具有很大的不确定性。与随机对照研究关注的效力不同，观察性研究更关注的是效果，即评价药物在真实临床实践下的治疗效果，可观察多种药物在真实世界的有效性和安全性，对于验证自发报告、主动监测病例的信号十分有帮助，适宜发现罕见或迟发的药品不良反应，更可能提供药品在现实生活中的应用信息。观察性研究主要包括横断面研究、队列研究、病例对照研究等设计类型。

（1）横断面研究：是按照事先设计的要求，在某一特定人群中调查收集特定时间点某种疾病的患病情况及患病与某些因素之间的联系的观察性研究方法。横断面研究操作过程方便简单、成本低，来自同一群体自然形成同期对照组，结果具有可比性，操作过程中可同时观察多种因素，反映调查当时个体的暴露和结局状况，有助于提出病因假设，结果有较强的推广意义。局限性包括样本选择不是基于暴露或者结局，研究者同时评估暴露和结局，难以确定先因后果的时相关系，不能获得发病率资料，病程长的疾病更容易被检测出，同时研究对象可能处于临床前期而被误定为正常人。作为一项描述性研究，横断面研究主要通过收集与药品相关事件的时间、地点和人群方面的基本分布特征等客观资料，经过整理、分析，建立假设性结论，通常是药品上市后研究的起点，为进一步确认研究打下基础。

（2）队列研究：是将人群按是否暴露于某可疑因素及其暴露程度分为不同的亚组，追踪其各自的结局，比较不同亚组之间结局频率的差异，从而判定暴露因素与结局之间有无因果关联及其关联程度的一种观察性研究方法。依照研究对象进入队列时间及政治观察的时间不同，队列研究可分为前瞻性、历史性和双向性队列研究，其中：①前瞻性队列研究指研究者在结局发生之前定义样本和预测的变量，研究开始确定研究对象的暴露水平，随访各暴露水平人群的疾病发生情况，研究开始以后得到资料。②历史性队列研究指研究者在结局发生之后定义样本、收集预测变量，根据历史记载的有关暴露情况来划分暴露组和对照组，把观察起点放到过去某一时段，然后调查分析从过去某一时间到现在两个群组所研究疾病的发病率或死亡率，并进行比较。③双向性队列研究则将前瞻性和历史性队列研究结合起来，在一定程度上弥补了两者的不足。

队列研究具有诸多优势，如研究人群定义明确，选择偏倚小；时间轴清晰，不仅可区分潜在混杂和暴露，同时可以区分暴露和结局；能对每一个暴露因素进行全面系统的分析，计算各种危险度（相对危险度、归因危险度等），可充分而直接地分析暴露病因作用，允许研究者关注统一治疗措施的多种结局；可以得到各个治疗组的发病率（或风险率）；由因及果，检验病因假说的能力较强；有助于了解人群疾病的自然史；可按暴露水平分级，有可能观察到剂量 - 反应关系。队列研究也有自己的局限性，如因研究样本例数要求很高，不适宜研究发病率很低的疾病；需要长期随访，浪费时间、人力和物力，组织困难，且容易产生失访偏倚；难以控制暴露以外的因素，易产生混杂偏倚。

（3）病例对照研究：是选择一组患有所研究疾病的人作为病例组，选择一组不患有所研究疾病的人作为病例对照组，调查这两组人对某个（些）因素的暴露情况，比较两组间暴露率或暴露水平的差异，以判断暴露因素与某种疾病有无关联的一种观察性研究方法，目的是观测患某种疾病和一种或多种假设的危险因素的联系。病例对照研究的优势主要有：①可探索多种可疑因素，只需少量的研究对象。②省时、省人力和物力，能充分利用资料信息。③非常适合罕见和潜伏期长的疾病的病因研究。④可检验明确的危险因素的假设。⑤可同时探索多个因素与疾病的联系，适用于探索性病因研究。病例对照研究的局限性主要体现在：①不适宜研究暴露率很低的疾病，因为需要很大的样本。②选择研究对象时，对照组的选择不当会使研究发生偏移。③由果及因的研究，因果的时间先后很有可能得不到确切数据。

　　申请人可根据研究目的，选择恰当的研究设计。由于观察性研究更可能出现偏倚及混杂，需预先进行全面识别，并采取有效的控制措施。观察性研究应尽可能在研究早期把患者和其他利益相关者纳入进来，共同确定研究目标、关键问题、主要研究终点和支持决策制订需要的证据标准。观察性研究所收集的数据是否适合产生真实世界证据，以支持监管决策，关注要点至少应包括：①数据特征：如数据来源及其质量、研究的人群、暴露和相关终点的数据采集、记录的一致性、数据治理过程、缺失数据的描述等。②研究设计和分析：如有无合适的阳性对照，是否考虑了潜在未测或不可测的混杂因素及可能的测量结果的变异，分析方法是否严谨、透明且符合监管要求等。③结果的稳健性：为保证结果的稳健性，预先确定了何种敏感性分析、偏倚定量分析和统计诊断方法。

三、使用真实世界证据作为外部对照的单臂试验

　　为鼓励创新，2018年CDE发表了"单臂试验支持抗肿瘤新药注册的考虑"。其在相关新药数据疗效显著高于（历史）对照的前提下，系统阐述了单臂试验（single arm study，SAT）相关设计原则，并从监管的角度接受了单臂临床试验是验证研究药物有效性和安全性的一种方法。例如，针对某些罕见病的临床试验，由于病例稀少导致招募困难；针对某些缺乏有效治疗措施且危及生命的重大疾病，而随机对照试验往往存在伦理问题。因此，以上两种情况可以考虑以自然疾病队列形成的真实世界数据作为外部对照的基础。

　　外部对照主要用于单臂试验，可以是历史外部对照也可以是平行外部对照。历史外部对照以早先获得的真实世界数据作为对照，需考虑不同历史时期对疾病的定义、诊断、分类、自然史和可用的治疗手段等对可比性的影响。平行外部对照则是将与单臂试验同期开展的疾病登记数据作为对照。采用外部对照需考虑目标人群的可比性对真实世界证据的影响。对于

接受其他干预措施的患者的数据，应考虑是否有足够的协变量以支持正确和充分的统计分析。使用外部对照有局限性，主要包括医疗环境不同、医疗技术随时间变化、诊断标准不同、结局的测量和分类不同、患者的基线水平不同、干预多样化、数据质量难以保证等。这些局限使得研究对象的可比性、研究结果的精确性、研究结论的可靠性和外推性等均面临挑战。为克服或减少这些局限，一是要确保所采集的数据符合真实世界数据的适用性要求；二是采用平行外部对照设计要优于历史对照，平行外部对照可采用疾病登记模式，保障数据记录尽可能完整、准确；三是采用恰当的统计分析方法，如合理利用倾向性评分（propensity scores，PS）、虚拟匹配对照方法等；四是要充分使用敏感性分析和偏倚的定量分析来评价已知或已测的混杂因素和未知或不可测量的混杂因素，以及模型假设对分析结果的影响。

第2节　统计分析方法

在真实世界研究中，研究者需要根据研究目的、数据及设计类型，选择合理的统计学方法。

试验性研究的统计分析方法与传统临床试验相似，其统计分析计划包括数据集定义、分析原则与策略、缺失数据处理、分析指标与分析方法、亚组或分层分析、敏感性分析、补充分析和结果报告等。统计分析的基本原则亦为意向性治疗分析原则。观察性研究由于更容易产生偏倚和混杂，数据分析的关键是采用统计分析技术以最大限度控制混杂因素产生的偏倚，可用的分析技术除传统的分层分析、多变量分析外，还包括倾向性评分等。具体的统计分析方法将在后续的章节中详细阐述。

（李一　郭志伟）

第4章 真实世界研究的常见应用情形

基于 RWD 形成的真实世界证据可支持药物与医疗器械全生命周期临床评价，涵盖上市前临床评价及上市后临床评价。真实世界证据用于药物与医疗器械临床评价的常见情形将在本章描述。

第1节 为新药和医疗器械注册上市提供证据

根据疾病的不同特征、治疗手段的可及性、目标人群、治疗效果和其他与临床研究相关的因素等，可以通过真实世界研究获得药物和医疗器械的效果和安全性信息，为新药和医疗器械注册上市提供支持性证据。总体而言，RWD 研究的设计主要包括实效性临床试验和观察性研究。但相较于传统的 RWD 研究，以药械注册上市为目的的 RWD 研究设计类型存在多样性：一方面在于 RWD 来源的多样性，如包括患者在居住地医疗机构就诊和随访的数据、所需注册上市的药械真实临床干预数据、国外既有的 RWD 等；另一方面基于药械上市申请对证据的需求，如博鳌乐城特许药械已在国外开展相关的临床研究，包括随机对照临床试验和（或）RWD 研究。此外，在 RWS 用于上市申请时，还应充分考虑既有研究证据的质量。

　　参考国内外监管部门发布的 RWD 研究指导原则和规范，结合我国博鳌乐城特许诊疗政策和团队前期研究经验，常见的为新药注册上市提供有效性和安全性证据的真实世界研究有：使用 RWD 获得的结局或安全性数据的随机临床试验，包括实效性临床试验等；单组目标值的实效性临床试验或观察性研究、设立平行对照或历史对照的观察性研究、基于外对照的实效性临床试验等。在单组临床试验设计中，可从质量可控的 RWD 库中提取与试验组具有可比性的病例及其临床数据，作为外部对照。外部对照通常来源于具有良好质量管理体系的登记数据库，其可接受申办者和监管方等的评估，以确认其数据的相关性和可靠性。建议采用同期外部对照，如使用历史数据进行对照，将会因时间差异引入多种偏倚，降低临床试验的证据强度。世界各国在进行卫生决策时所使用的证据逐渐多元化，基于 RWD 的研究在美国、中国和欧洲等国家和地区已受到政府监管机构的重视，相继出台了法规或指南，旨在鼓励和指导 RWD 的应用与评估，从而规范开展基于 RWD 的研究，产生高质量的 RWE 来补充 RCT 研究证据，提高药品、医疗器械的研发和审批效率，满足市场对突破性应用或新疗法的需求，以及加快上市后有效性和安全性评估。

　　除此之外，RWD 可以用于协助制订研发策略、支持临床试验中研究终点的选择、优化研究设计、设定患者入排标准、协助患者招募等不同方面，起到支持研发的作用。

第 2 节　为药品和医疗器械市场准入或药物经济学提供依据

　　获批上市后，监管机构可以通过真实世界研究的结果持续跟踪与判断药品和医疗器械的风险效益情况，开展药品和医疗器械的安全性及有效性监测。对企业而言，广泛收集真实世界数据，开展真实世界研究，有助于探索医疗解决方案、新的适用人群和适用剂量，对产品进行全生命周期管理。另外，市场准入部门也能够利用真实世界数据开展药物经济学评价和患者生命质量研究，展示创新药品及器械的经济价值和患者价值。研究结果可作为医保目录纳入、价格谈判的重要依据。

第3节　名老中医经验方、中药制剂的经验总结与临床研发

对于名老中医经验方、中药制剂等已有人用经验性药物进行临床研发，在处方固定、生产工艺路线基本成型的基础上，可尝试将真实世界研究与随机临床试验相结合，探索临床研发的新路径。第一阶段，先开展回顾性观察性研究，尽可能地收集既往的相关真实世界数据，如果研究得出该药品在临床应用中对患者具有潜在获益，可以进入下一阶段研究，否则研究终止；第二阶段，开展设计周密的前瞻性观察性研究，如果数据分析结果与回顾性观察性研究结果一致，且继续显现出该药品在临床应用中对患者具有明显获益，可适时平行开展第三阶段的 RCT 研究，如果前期的观察性研究证据较充分，也可以直接进行确证性 RCT 研究。

第4节　为已上市药械说明书中适用范围、适应证、禁忌证变更提供证据

对于已经上市的药物，新增适应证通常情况下需要 RCT 研究支持。但当 RCT 研究不可行或非最优的研究设计时，采用 PCT 或观察性研究等生成

的真实世界证据支持新增适应证可能更具可行性和合理性。在儿童用药等领域，利用真实世界证据支持适应证人群的扩大也是药物监管决策可能适用的情形之一。总的来说，真实世界证据支持已上市药物的说明书变更主要包括增加或者修改适应证；改变剂量、给药方案或者用药途径；增加新的适用人群；添加实效比较研究的结果；增加安全性信息；说明书的其他修改。

对于已上市医疗器械，基于所在国家或地区的相关法规，在合法使用前提下，获得的真实世界数据可用于支持适用范围、适应证及禁忌证的修改。可能的情形包括发现额外的疗效、潜在的获益人群、慎用人群、产品远期安全性确认等。医疗器械上市后的真实世界证据，也可用于支持修改说明书中修改产品的临床价值。例如，对于测量、计算患者生理参数和功能指标的医疗器械，部分生理参数和功能指标在上市前评价时主要关注测量和计算的准确性，未充分发掘其临床价值。真实世界数据可用于构建生理参数和功能指标，或者基于其做出临床治疗决定与临床结局之间的因果推断，从而修改说明书中产品的临床价值。

第5节　为治疗罕见病的药物与医疗器械上市审批及上市后再评价提供证据

真实世界数据亦可在多维度支持治疗罕见病的药物和医疗器械快速上市。如拟开展上市前临床试验，真实世界数据可作为单组试验的外部对照，或者用于构建目标值；附带条件批准后，真实世界数据可用于确认产品的有效性，识别产品风险，进行产品风险/收益的再评价。

对罕见病、严重危及生命且尚无有效治疗手段的疾病和应对公共卫生事件等急需的药物和医疗器械，附带条件批准上市后可利用真实世界数据开展上市后研究，以支持注册证载明事项的完成。

第 6 节 总览和精准定位目标人群

基于 RCT 证据获批的药物，通常由于病例数较少、研究时间较短、试验对象入组条件严格、干预标准化等原因，存在安全性信息有限、疗效结论外推不确定、用药方案未必最优、经济学效益缺乏等不足，需要利用真实世界数据对药物在真实医疗实践中的效果、安全性、使用情况，以及经济学效益等方面进行更全面的评估，并不断根据真实世界证据做出决策调整。一方面，通过真实世界数据对患者总体人群信息，诸如疾病负担、优化预防和治疗策略、患者预后、发病原因等进行探索；另一方面，确立疾病在特定人群中的发生、发展和转归的过程，并基于这些信息对不同特征的患者进行个性化和精准治疗。

第 7 节 药物安全在真实医疗实践中的全面评估

2019 年新版《中华人民共和国药品管理法》将药物警戒写入，2021 年《药物警戒质量管理规范》（以下用英文简称"GVP"表示）出台，监管部门对药物警戒高度重视。GVP 明确指出药品上市许可持有人应当主动开展药品上市后监测，主动、全面、有效地收集药品疑似不良反应信息，并开展信号检测，及时发现新的药品安全风险。出于用药安全的社会责任和产品保护，越来越多的药品上市许可持有人主动开展了药品上市后安全性研究。药品上市后安全性研究的目的包括但不限于：①量化并分析潜在的或已识别的风险及其影响因素（如描述发生率、严重程度、风险因素等）。②评估药品在安全信息有限或缺失人群中使用的安全性（如孕妇、特定年龄段、肾功能不全、肝功能不全等人群）。③评估长期用药的安全性。④评估风险控制措施的有效性。⑤提供药品不存在相关风险的证据。⑥评估药物使用模式（如超适应证使用、超剂量使用、合并用药或用药错误）。⑦评估可能与药品使用有关的其他安全性问题。根据不同研究目的选择合适的真实世界研究方法，从临床问题的确定、现有数据情况的评估切入（采用既往回顾性数据或是前瞻性采集数据），进一步到研究设计的选择、统计分析方法的确定、数据的管理、统计分析、结果解读和评价，以及根据需求判断是否加入事后分析等步骤（图1-3）。

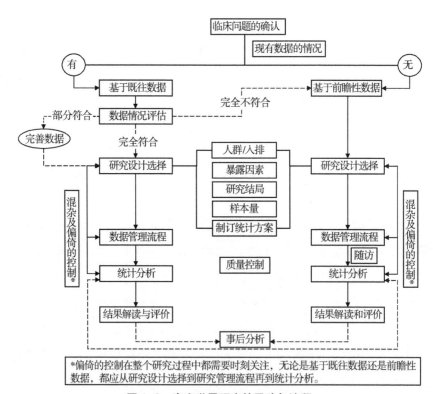

图1-3　真实世界研究的思路与流程

真实世界研究设计已越来越多地被应用于药品上市后安全性研究，多采用的是非干预性研究（观察性研究），也可以是干预性研究（试验性研究）。其中观察性研究进一步分为描述性研究（病例个案报告、单纯病例、横断面研究）和分析性研究（病例对照研究、队列研究）；试验性研究即实效性临床试验（pragmatic clinical trial，PCT）。

（1）队列研究：是药品上市后安全性研究最常用的研究设计，分为前瞻性和回顾性队列研究。前瞻性队列研究检验假说的能力较强，收集的资料相对完整可靠，一般不存在回忆偏倚，但需要随访观察，难度大、周期长、费用高，近年来丹参多酚酸盐注射液等中药注射剂的再评价采用了前瞻性队列研究设计。回顾性队列研究相比前瞻性队列研究更省时间、省成本，但数据和信息的缺失不可避免，存在各种偏倚和混杂，例如，基于健康数据库的回顾性队列研究观察 SGLT2 受体抑制剂与急性肾损伤的关系；基于人群的队列研究观察 SGLT2 受体抑制剂与糖尿病酮症酸中毒的关系。

（2）病例对照研究：因果时序是由果及因，检验病因假说的能力较队列研究弱，只能为因果关联提供重要线索，而不能作为最终结论，适用于发生率较低的不良反应的研究。

（3）横断面调查：判断因果关系的证据等级不高，可了解目标药品的使用现况，建立假设和发现相关影响因素，为后续进一步研究提供线索，多用于中毒调查。

（4）病例系列与病例报告：一般指的是药物暴露并导致特殊事件的病例，无对照可能存在严重偏倚，但通常是发现药品上市后引起罕见不良反应的第一线索，据此可以形成病因学假说。

（5）实效性临床试验：是指在真实或接近真实医疗环境下，采用随机、对照的设计比较临床实践中不同干预措施的治疗结果的研究。其目的是衡量某种干预措施在常规临床实践中的效果，常用于药物和医疗器械上市后实际效果和安全性评价。例如，用于评估两种治疗方案的有效性和安全性，为医疗卫生决策提供依据。

用于安全性评价的真实数据来源主要有以下几种。

（1）回顾性采集电子病历数据（主要来源）。

（2）药品安全性主动监测数据：国家或地区药品安全性监测网络，从医疗机构、制药公司、医学文献、网络媒体、患者报告结局等渠道收集的数据，如中国医院药物警戒系统数据库。

（3）医疗机构或企业自身建立的药品安全性监测数据库。

（4）医保数据、Ⅳ期临床试验数据、上市后药物再评价数据。

（5）药物相关的前瞻性研究、药物流行病学研究的数据。

（6）其他外部数据（系统评价与 Meta 分析）。

（李一　郭志伟）

第5章　真实世界证据用于监管决策、全生命周期管理、以患者为中心的其他应用

第1节　指导临床研究设计

利用真实世界证据指导临床研究设计有着现实的用途。例如，中药临床研发的路径采用了回顾性观察性研究所产生的真实世界证据，包括疾病的自然史、疾病在目标人群的流行率、标准化治疗的疗效和效果，以及与疗效和效果有关的关键协变量在目标人群中的分布和变化等，为下一阶段的研究设计提供了依据。更为普遍的应用是真实世界证据可为入选和排除标准、样本量估计的参数、非劣效界值的确定等提供有效的参考依据，有助于审评中对设计合理性的判断。

第2节　精准定位目标人群

精准医疗旨在更好地预测药物对特定人群（亚组）的治疗获益和风险，基于真实世界数据的真实世界证据为精准医疗提供了可能。例如，传统临

床试验因样本量有限，往往在研究计划中忽略或无暇顾及亚组效应，使得潜在的治疗应答者或具有严重不良反应的高风险人群的重要信息不能充分体现，从而导致目标人群失准。由于真实世界数据往往是不同类型的大数据，通过详尽的分析，可以充分考察不同亚组的治疗获益和风险，进而得到真实世界证据以支持更精准的目标人群定位。

对于靶向治疗药物的临床前和早期临床研究，生物标志物的识别甚为关键。利用人群队列中的组学数据、公共基因库信息及相关的临床资料等真实世界数据，通过多种机器学习类的目标靶向分析技术得到真实世界证据，可以支持靶向治疗药物的精确人群定位。

第3节　重大公共卫生事件下的决策依据

2019年底至春节期间，新型冠状病毒导致的肺炎疫情席卷我国各地，并在全球多个国家和地区陆续出现疑似或确诊的病例。在最危急的时刻，针对已经获批上市并在临床上已经应用的药物需扩大新型冠状病毒治疗适应证，同时，新型冠状病毒核酸检测试剂产品的技术审评也需要快速进行。在循证医学方面，验证上述药物的有效性及安全性目前评价的金标准是RCT，然而在疫情严峻的形势下实施RCT困难重重。此时，基于真实世界证据的比较效果研究在验证药物的安全性和有效性方面显示出独特的优势，为新型冠状病毒肺炎的治疗提供相对可靠的临床证据。

第4节　加速跨国先进药械进入国门

2019年9月，国家四部委联合发文支持乐城先行区发展，并明确提出"开展真实世界临床数据应用研究"。2020年4月10日，"博鳌乐城真实世

第5章 真实世界证据用于监管决策、全生命周期管理、以患者为中心的其他应用

界数据研究创新中心"在乐城先行区揭牌。2021年3月26日，在完成真实世界临床数据采集、分析、审评等工作后，跨国药企艾尔建公司的青光眼引流管产品率先通过国家药监局审批在国内上市。通过探索将临床真实世界数据用于药品医疗器械产品注册和监管决策实践，海南为国家药品医疗器械审评审批制度改革、加速全球创新产品在我国临床使用的可及性提供新途径、新方式。

第6章　真实世界证据的应用前景与展望

近年来，NMPA 与 CDE 出台了一系列 RWE 相关技术指导原则，这些原则不仅用于指导不同类型产品（新药、医疗器械及儿童药物）的研发与上市审评，还对于这些产品的上市后临床评价与安全性监管也具有重要的指导意义。同时，为了致力于应用 RWE 加速新药和医疗器械的快速上市，博鳌乐城真实世界数据研究创新中心的建立也发挥着非同寻常的作用。在全球面临着新型冠状病毒肆虐的时刻，我国政府也极速将 RWE 应用到了病毒检测试剂与新型冠状病毒疫苗的快速审评当中，这一针对疫情的快速响应也保障了我国人民的健康与安全。虽然与部分国家与地区相比，我国对 RWE 的了解与认识及相关政策的出台并未走在最前沿，但相信在不久的将来，更多的指导原则将出台以支持更丰富的产品类型的研发与上市，进一步指导 RWS 在产品上市后再评价及安全性监管等多个维度的应用。

（李一　郭志伟）

参考文献

[1]NMPA.真实世界证据支持药物研发与审评的指导原则（试行）.（2020-01-07）[2021-06-23].https://www.nmpa.gov.cn/xxgk/ggtg/qtggtg/20200107151901190.html.

[2]NMPA.真实世界数据用于医疗器械临床评价技术指导原则（试行）.（2020-11-24）[2021-06-23]. https://www.nmpa.gov.cn/xxgk/ggtg/qtggtg/20201126090030150.html.

[3]SHERMAN R E，ANDERSON S A，DAL PAN G J，et al. Real-world evidence—What is it and what can it tell us. N Engl J Med，2016，375（23）：2293-2297.

[4]GROSSMANN C，SANDERS J，ENGLISH R A. Large simple trials and knowledge generation in a learning health system：Workshop Summary. Washington（DC）：National Academies Press（US），2013.

第二篇

技术篇

　　真实世界证据是通过对真实世界数据的分析获得的关于医疗产品的使用情况和潜在获益或风险的临床证据，是药物和医疗器械有效性和安全性评价证据链的重要组成部分。随着真实世界研究的不断发展，越来越多的真实世界证据被用作药物和医疗器械监管决策的依据，然而并非所有的真实世界数据经分析后就能产生真实世界证据，只有满足适用性的真实世界数据经恰当和充分的分析后才有可能形成真实世界证据。

　　目前，多数医疗数据通常零散地分布在不同医院或机构且数据没有进行结构化处理和系统性收集，因而缺乏统一的结构和标准。而真实世界研究的样本量比传统研究大，特异性也较强，混杂和干扰因素较多，对研究设计和统计方法的要求比传统研究更高。因此建立一套针对真实世界研究的方法学体系对真实世界研究中数据来源及适用性评价、数据治理、统计学设计和分析、合规性和质量管理体系提供指导和规范是提升真实世界研究质量、为药物和医疗器械审评提供充分医学证据的重要基础。

　　本篇旨在介绍真实世界研究的方法学。第 7 章将介绍真实世界研究设计中需要考虑的一些重要问题；第 8 章将介绍真实世界数据的数据治理及可行性评估；第 9 章将介绍真实世界研究中常用的统计分析方法。

第7章 真实世界研究设计中的考量

第1节 研究设计要素

首先确定感兴趣的研究方向，然后确定最适合解决这些问题的数据源和研究设计。研究的设计不适用于特定的数据来源，因为特定数据来源的局限性可能会限制研究设计的选择，并限制可以得出的推论。

第2节 时间段的定义

美国 FDA 建议在方案中明确规定与研究设计相关的各个时间段，如确定研究人群的时间段、确定纳入和排除标准、评估接触情况、评估试验结果、评估变量、跟踪患者。时间的长度（如日历时间、年龄、自接触以来的时间）应明确描述，并详细描述时间单位的数据该如何使用及潜在的影响。例如，在试验前，应该判断时间是否适合确定研究人群和其他重要的变量，随访时间是否足以观察研究结果的出现，以及更新与时间有关的变量信息是否能捕捉这些变量的变化。在确定结果评估时间的开始和结束时考虑生物学上可行的时间框架，如果结果与暴露有关，可能预期会发生的时间。此外，当考虑结果定义时，疾病发作（如早期症状）可能需要将根据研究问题与确定的诊断区分开来。

第3节　研究人群及入排标准

在试验中，首先应确定如何实施纳入和排除标准（如人口因素、医疗条件、疾病状况、严重程度、生物标志物），以确定适当的患者满足这些标准。试验应该确保在建议的数据源中收集到的信息是完整和准确的，以满足纳入和排除标准应在选择研究人群中起到关键作用。例如，为了评估免疫性血小板减少性紫癜［《国际疾病分类第九版临床修订手术与操作：ICD-9-CM-3（2011 修订版）》一书中临床操作型定义确定的疾病修改诊断代码为 287.31］患者的药物疗效，应根据疾病的概念和定义进行试验，包括体征和症状、血小板水平和排除低血小板计数其他可能的原因。

在回顾性的队列研究和病例对照研究中，首先应确定研究对象，尤其是对照组的纳入和排除标准。比如，病例对照研究中，对照应尽量选择没有发生研究结局的内部对照人群，且与病例来自同一人群；对照的选择应不受暴露因素的影响，即除了暴露因素外，对照应与病例在其他特征上相似，在数量上，对照和病例比例可以从 1 ∶ 1 到 4 ∶ 1。单纯的病例研究设计则无须对照组。回顾性队列设计中，则需要根据研究问题而定义暴露，如可以是有/无某个治疗方案，暴露也可为剂量、顺序等。非暴露组的人群应在除了暴露因素外与暴露组尽可能相似。在确定研究人群的标准后，要在数据库中通过算法和代码来选取所需要的研究人群，如 ICD 编码和药品编码。其中，任何一种编码都会因不同的电子病历系统平台或不同的医疗水平而对疾病诊断的准确性和完整性有所不同。因此，综合各项编码和实验室诊断等联合的识别方式，是基于数据库开展研究的常用方法。在某些情况下，医疗体系中的提供者可能会利用护理点获得的信息生成满足纳入和排除标准所需的变量（如怀孕研究的孕龄，提供者可以根据患者自我报告的最后一次月经周期、超声波日期和其他相关信息，在系统中输入计算出的孕龄）。如果使用这些数据，那么应该描述信息来源和提供者用于生成这些数据的方法暴露因素和研究终点。

针对前瞻性数据，考虑到不同的研究目的和执行的可能，可以设定一些入排标准。一般来说，严格的入排标准是为了加强研究本身的内部有效性，宽泛的入排标准会提高研究结果的广泛代表性或外推性，可能很难做到研究结果的内部有效性和外推性两全其美。在设计阶段，入选患者需要在临床医生和流行病学家等合作下共同完成评估资源和操作的可能性，平衡研究内部有效性和外部可推性。

第 4 节　合规性（知情同意和伦理审批）

对现有数据的合规性情况评估也是真实世界研究中数据管理的工作，真实世界研究的数据收集过程中，尤其是回顾性数据的收集，在某种程度上系统中患者已然成了试验的受试者，那么评估伦理合规性要求是否满足及是否需要伦理审查委员会的备案或批准都成了比较敏感的话题，知情同意是保证研究符合伦理要求的一个重要环节，也是保护受试者权益的重要一步。

真实世界研究数据从某种程度上呈"公开透明化"，从患者口中得到"真实"数据就说明已经是得到许可，同样符合伦理的要求。如果经伦理审查认为研究项目不大于最小风险，且研究者使用受试者数据不会对患者造成不利的影响和受试者重要隐私信息的泄露，一般可考虑免除知情同意。但最终知情及伦理的相关具体要求需根据各伦理委员会的实际要求而定。

第 5 节　样本量

　　真实世界研究中样本量设计也是非常重要的一环。在不同的分析研究中会有不同的方法。对假设检验的分析性的研究如队列研究、病例对照等，如果设计的样本量不足，结果会因为没有"确凿"的证据去检验提出的假说及存在的问题。但真实世界研究样本量是否有充足的依据，应用是否保证纳入了足够多能够反映真实医疗环境下有效性和（或）安全性的数据来评价。

　　基于不同类型的研究应用不同的统计分析方法，首先需要确定什么是重要参数，定义Ⅰ类错误和把握度，在保证试验可行的条件下体现试验的科学性和经济性，估算并确定最小的样本量。另外，真实世界研究的入排标准较为宽泛，需要长时间的长期临床结局来反映实际的临床实践。所以，在确定最小的样本量后，考虑因长期随访而导致的失访和数据丢失，需要最大限度地扩大样本量以保证能够覆盖更多的患者群体。而试验的最终样本量需要由研究者、临床医生、统计师和流行病学家等共同完成。

第 6 节　处理数据差异和重复记录

　　真实世界研究可能源于跨越不同设置和平台的多个数据流，这些数据流可能会显示同一变量的数据差异，甚至重复记录用于同一数据源中的同一个患者。数据持有者对数据错误纠正的原因和时间在有关的数据收集期间，数据持有者实施流程变更的原因和时间在有关的数据收集期间，可能会影响数据应计及（或）数据质量检查。在编码实践中，版本管理方面的任何更新或更改，例如，国际疾病分类（ICD）诊断代码、医疗保健共同程序编码系统代码、数据的其他任何更改（如收集、报告、定义）对研究结果都有潜在的影响。

所有手工和自动化的数据都应该通过撰写最终研究报告来进行评估，以确保数据完整性，数据不完整可能会导致重要的上下文信息的丢失。过程的描述应包括保障措施或检查方法，以确保患者的数据不会重复或过多，研究人员应该确保整理和转化过程不会改变。此外，用于挖掘和评估非结构化数据过程的文档化应该是描述抽象非结构化的技术（如自然语言处理）数据（如临床医生笔记）和补充结构化数据（如诊断代码）。用于管理和准备最终研究特定分析数据集的过程应该是在研究方案或分析计划中描述。分析师应该接受适当的培训或包含非约束性建议。

第 7 节　不同数据库整合的问题

对于不同数据库的整合，一般建议先对各自数据库中的数据进行质量评估和分级，确定好需要整合的内容。在整合过程中，矛盾的数据是重中之重，需要重点关注。建立统一的数据标准，将不同数据库的数据结构进行标准化处理。在整合过程中对于无法整合的数据需要进行处理，同时注意因整合造成的系统误差，以及主要研究因素、暴露因素、混杂因素对数据整合后的影响。

如果试验涉及在内部数据来源（如母婴联系）或外部数据来源（如生命体征、疾病、产品记录）之间建立了新的数据联系，方案应说明试验所涉及的数据来源，并确保获得的信息、联系方法及随时间推移所产生的数据联系的准确性和完整性。如果研究涉及额外的数据（如访谈、邮件调查、电脑端或 App 问卷、数字卫生技术测量的数据），方案应说明数据收集的方法和收集的数据与电子卫生保健数据结合起来的方法。

因为人群中可能存在差异性，以及来自临床实践和跨数据源的情况不同，美国 FDA 建议证明是否 / 如何能够获得不同来源的数据并将其整合为可接受的数据质量。由于患者通常会访问多个医疗站点，特别是在地理位置上毗连的地区，因此，将来自多个医疗站点未识别的数据进行融合就可能会有一个人从不同的保健站点获得多个记录。或者，同一个人在不同医疗站点的多个记录可能导致某一特定数据量度的过度计算。此外，如果某些医疗站点的记录不可用，则可能导致该数据只反映患者整个医疗保健中一小部分的病历收集。因此，针对以上情况，数据管理中就需要特别注意，特别是个人信息和人口信息的联系，以及上文提及的多对一和一对多的医疗信息联系，其对于评估新数据的连接是否适当是至关重要的。美国FDA建议考虑并记录为解决重复或碎片化问题而进行的管理记录，以及为解决无法通过数据管理完全纠正的问题而采取的方法。对于在所有站点（如多站点医院网络）共享唯一患者标识符的数据源来说，这种情况不是问题，只有当患者在网络外寻求治疗时才会发生。

第8节　QA/QC 计划的文件

建立数据管理的质量保证（quality assurance，QA）/ 质量控制（quality control，QC）计划时，应对数据质量有着不同层次的思考，包含非约束性建议、对研究结果的潜在影响，以及研究总标准化描述的疾病及症状。值得注意的是，整个质量控制包括从数据收集到试验结束。

一般而言，为确保数据质量而采取的计划和行动应包括汇编最终的分析数据集，以确保其预先规定的标准和过程中的步骤是可重复的。临床输入的多学科方法是综合学科研究法所必要的，可确保充分捕捉和处理数据，特别是电子医疗保健系统，其本质上包含了医疗保健交付的细微差别和复杂性。

（霍禹良）

第8章 真实世界研究中的数据治理

第1节 数据治理的概念和挑战

真实世界证据（real world evidence，RWE）涵盖了多种不同类型的研究，基于真实世界数据（real world data，RWD）的前瞻性或回顾性的观察性研究、实用性临床试验及登记研究等都可以归入真实世界研究的范畴。目前真实世界数据主要来源于卫生信息系统（以下简称"HIS 系统"）、医保系统、疾病登记系统、移动设备端的数据，以及自然人群队列等。上述数据并不是完全为了研究用途而收集，且同一研究中可能涉及多种不同来源的数据，可能面临数据不完整、数据标准 / 结构不统一等一系列影响数据质量的问题。因此，真实世界数据需要经过科学严谨的数据治理后方能进行分析并产生真实世界证据。

真实世界研究中的数据治理是指针对特定的临床问题，为了获得满足统计分析的基本适用性要求的分析数据，而对原始数据进行的治理过程。与传统的临床试验或观察性研究相比，真实世界研究最显著的区别在于其数据来源于日常所收集的各种与患者健康状况和（或）诊疗及保健有关的数据，将其转化为真实世界证据时通常面临以下挑战。

（1）数据可能包含个人敏感信息：常见的真实世界数据来源（如 HIS 系统数据和医保数据等）通常包含了个人身份信息或健康记录等敏感内容。因此数据治理的首要工作是对个人敏感数据进行脱敏处理，确保敏感数据不会被还原，以避免受试者个人信息的泄露。

（2）原始数据多为非结构化数据：多数真实世界数据本身并不是为了研究目的而采集的，因此可能并不适合直接进行统计分析。如 HIS 系统中的病案数据多数以长文本形式保存，需要将这些长文本数据进行结构化处理（也称为数据提取），即将其中的诊断、治疗和临床检查数据按照分析要求进行提取后方能进行统计分析。目前比较常见的数据提取方式主要有基于机器学习的自然语言处理（natural language processing，NLP）和人工转录。无论采取何种方法，均需要对提取方法进行验证并采取合理的 QA 手段，以确保数据提取的准确性和效率。

（3）单一来源的数据通常难以完全覆盖研究所需的指标，例如，特定疾病的登记系统中往往缺乏结局和病情的进展数据，因此需要从病案首页数据或 HIS 系统中提取患者的结局数据后方能进行分析。在真实世界研究中，通常需要对不同来源的数据进行合并，而不同来源的数据遵循不同的数据标准或填写规范，因此在数据治理中需要建立通用的数据模型。通用的数据模型是一种数据治理机制，可以将源数据标准化为通用结构、格式和术语，从而允许跨多个数据库 / 数据集进行数据整合。

（4）原始数据可能存在冗余、异常值、逻辑错误和缺失等问题：对原始数据进行提取后，仍有可能存在各类数据问题。除了原始数据中缺失、异常值和逻辑错误等数据问题以外，在数据提取和合并的过程中造成数据重复和测量值之间的冲突，例如，来源于医保系统的出院时间可能与 HIS 系统的出院时间不一致等。因此对于真实世界数据的数据清洗应非常谨慎，以避免产生偏倚。

为了保证数据治理过程的科学性和严谨性，应在研究启动前根据研究目的、研究设计及数据来源综合考虑制订数据治理计划。在实践中，数据治理计划通常与研究方案同步制订，并作为方案的支持性文档。

第2节 真实世界数据的来源

一、临床研究数据库

1.真实世界临床研究数据库

医学正在从经验主义时代、循证医学时代进入个体化的精准医学时代，而临床数据种类多、数量大、结构复杂，因此建立规范化的数据库已经成为临床科研必不可少的基础。在大数据及精准医学时代，研究采用的在偏倚控制的良好的前提下，数据量越大、质量越高，研究结果越精确，研究结论越可信，研究成果用途越广泛。因此，高质量的数据库建设对于国家、医院、科室和个人的医学研究都有重要的支持作用。

真实世界临床研究数据库是真实世界研究的基础，数据库内长期收集的大量临床数据可以使真实世界研究低成本、快速开展。真实世界研究强调研究数据来源于真实的诊疗过程而非特定研究背景，所以真实世界研究的数据库主要是提供收集真实世界的临床数据的工具，既可为真实世界研究提供高效的数据提取支持，也可以低成本地开展真实世界研究。但是数据库需要投入较高的资源进行建设，而且需要长期坚持收集数据才能实现高质量的数据获取，进而实现有价值的真实世界研究结果。

临床科研数据库建设包括对纸质病案进行数字化翻拍加工、对医院临床数据的直接提取、对临床过程中产生的电子病历（electronic medical record，EMR）数据进行智能结构化处理，以及对院外患者进行随访获得的数据过程，以便形成完整的临床研究数据库，实现病案信息资源的充分利用。

临床科研数据库的应用可以使积累的诊疗数据转变成丰富的临床研究资源。从临床科研的各个关键的环节看，无论是试验设计、数据收集、数据分析还是数据发表都是围绕数据展开的，而贯穿各个环节的一个基础工具就是临床数据库。临床数据库不是一蹴而就的，一个便于临床医生使用的数据库应该满足以下需求：数据录入和数据处理便捷，以及从数据输出到统计软件也是非常方便且具有一定的安全性。

2. 中国临床研究数据库的概况

目前国内的数据库主要包括以下几种类型：国家主导的大型临床数据库、医院主导的临床科研数据中心，以及各类学会、科室等组织主导的单病种数据库等平台。

（1）国家主导的数据库：一般是出于国家疾病流行病学调查，以及重要疾病数据统计的目的建立的数据平台。特点是面向全国的大型医院收集，数据量大，更新及时。几个主要国家主导的数据库介绍如下。

1）国家人口健康科学数据中心是国家科技部和财政部认定的国家科学数据中心。经过 17 年的发展，集成了涉及基础医学、临床医学、药学、公共卫生、中医药学、人口与生殖健康等多方面的科学数据资源。2019 年 12 月底，国家人口健康科学数据中心数据仓储（population health data archive，PHDA）开展国际认证工作，正式被科研数据知识库注册目录系统（registry of research data repositories，re3data）和 FAIRsharing 数据仓储目录认证并收录。

2）国家癌症中心主要职责：①协助卫生部制订全国癌症防治规划。②建立全国癌症防治协作网络，组织开展肿瘤登记等信息收集工作。③拟订诊治技术规范和有关标准。④推广适宜有效的防治技术，探索癌症防治服务模式。⑤开展全国癌症防控科学研究。⑥开展有关的培训、学术交流和国际合作。⑦承担卫生部交办的其他任务。我国已建立全球覆盖人口最多的肿瘤登记体系，2020年肿瘤登记工作区县达到1152个，覆盖人口达5.98亿人，约占全国人口的42.7%，较上一年度增加1.4亿覆盖人口。各级参与肿瘤登记的机构达到49 102家，实现了全国各省肿瘤登记工作全覆盖。这意味着，为国家肿瘤防控政策的制定提供了高质量、准确、权威的参考数据。另外，中国还建立了国家呼吸中心、国家心血管中心、国家老年医学中心、国家创伤医学中心、国家儿童医学中心等数据库平台。

3）中国慢性病前瞻性研究项目（China Kadoorie Biobank，CKB）是北京大学、中国医学科学院与英国牛津大学联合开展的慢性病国际合作研究项目。该项目旨在通过建立中国健康人群队列和基于血液标本的基础健康数据库，从遗传、环境和生活方式等多个层次和水平深入研究危害中国人群健康的各类重大慢性病的主要致病/保护性因素、发病机制及流行规律和趋势。截至2020年，CKB已经支持了70余篇文章的发表、3部专著的出版和5部技术或管理规范的建立。

（2）医院主导的科研数据中心：随着社会生产力的巨大进步，医院信息化技术获得了前所未有的发展，国内大型三甲医院对数据的重视程度逐渐提升，并提出将大数据技术与医疗事业相结合，建立医院科研大数据服务中心，并以数据中心优势促使医院管理及科研更高效、发展更平稳、技术更优越，这也是当前各大医院临床科研的主要发展策略。科研数据中心也逐渐成为支撑科室深入发展临床科研的不竭动力，其颠覆了传统的科研数据获取及整理模式，为临床医生科研工作带来了极大便利。

医院的临床科研数据中心可以集成院内的全部数据，包括HIS系统、实验室信息管理系统、影像存档与通信系统等系统的数据，通过技术手段将数据融合到一个统一的数据库平台，为临床医生提供数据的结构化处理及查询、导出等，可以快速地满足临床科研获取相关的数据需求。建立规范化的医院科研数据库可以将医院多年来积累的文本资料、影像资料、基因分析资料、多组学数据等进行动态整合，将疾病的发生、诊疗和转归整个过程串联，从而促进疾病基础研究、转化研究和临床试验。医院的临床科研数据中心虽然具有众多优点，极大地提升了效率，但是目前也存在一定的问题，其中包括 EMR 数据的使用问题。EMR 数据虽然可以通过后结构化＋人工智能的方式，对数据进行结构化处理，但是医学数据十分复杂，其准确度还有很大的提升空间，同时，很多医院的 EMR 数据撰写并不规范，也给数据的提取带来了众多问题，所以总体来说 EMR 的数据提取效果并不理想。真正高质量的临床研究需要数据的准确性是 100%，所以通过 AI 结构化提取数据主要是作为科研学术的方向性参考，还不能直接用于真实世界研究。

（3）单病种数据库：单病种数据库一般是基于某种临床研究的目的及疾病的特点建立的临床研究数据库，一般是回顾性队列研究，数据收集的过程要求尽量全面，当数据到达一定的规模就可以通过回顾性研究分析实现真实世界研究的目的。

单病种数据库的特点一般是需要长期录入相关疾病的基本数据及院外的随访数据，而且院外部分数据的获取人工成本较高，但是因为人工参与度高，数据质量相对较高，所以可以开展较高质量的真实世界研究。单病种数据库一般基于 EDC 系统或 CDMS 系统进行建设，比如医脉通旗下的 e 研通 EDC 系统，既可以单独单中心或多中心使用，也可以与医院的 HIS 系统等系统进行对接，实时获取院内的数据，降低人工录入的成本，提升数据获取的效率及准确性。

（4）临床科研一体化数据库：临床科研一体化是建设研究型医院的核心，其建设目标是要实现"科研大数据的采集、分析和利用"。具体而言，要建立研究型单病种数据中心，需要将临床过程中的病历数据在撰写过程中，通过一体化录入系统直接转化成科研数据的结构化形式，形成长期、动态、连续、大规模、日趋完善的数据积累，支撑科研工作的数据采集，结合临床科研一体化数据采集方式，做到诊疗数据与科研数据的同步、同源采集，确保数据的完整、准确，有助于将丰富的临床病例资源转化为宝贵的医学研究资源。例如，医脉通与上海东方医院合作的临床科研一体化系统，可以通过将临床医生日常的病历书写与临床科研数据的提取一体化，在不给临床医生增加很多工作的情况下，完成了临床科研数据的结构化，并且可以快速将数据提取到EDC系统，应用于研究者或企业发起的真实世界临床研究项目。

二、获得数据的途径

我国真实世界数据的来源按功能类型主要分为医院信息系统数据、医保支付数据、登记研究数据、药品安全性主动监测数据、自然人群队列数据等，以下是根据数据分布列出的常见真实世界数据来源。

（1）分布式数据网络（或系统）的数据和医疗保险数据系统，往往结合使用通用数据模型（common data model，CDM），现已越来越多地用于医疗产品安全监督和研究。其原理是使用来自多个站点的数据转换为单个CDM的分布式网络，主要好处是能够对多个数据集执行相同的查询（不需要任何或实质性的修改）。在一些分布式数据网络中，查询可以在所有网络站点同时运行，也可以在每个站点异步运行，结果在协调中心合并后返回给最终用户。分布式数据网络采用了许多常用的操作模型。有些网络由一个单一的商业实体使用一致的电子健康记录系统或医疗保险数据库结构进行管理，虽然数据维护在许多地点进行，但它们的结构和管理方式是一致的。

（2）混合分布式模型，其中许多远程站点的数据子集被发送到一个集中的存储库，以允许对组合数据集进行直接研究（如美国疾病控制和预防中心）。

（3）多个所有者和数据库结构的数据系统网络，数据的结构和管理因地而异（如美国食品和药品管理局哨兵系统的成员站点）。在这个模型中，研究问题被发送到各个网络成员站点，并将答案返回到中心位置进行整理和上报。此外，数据管理和转换为 CDM 及一般的 QA/QC 流程，在此过程中也可获得数据集。

三、真实世界研究数据来源及目前的难题

真实世界研究数据来源及目前的难题主要有以下几个方面。

（1）医疗系统数据包括电子健康档案、电子病历、医疗保险数据、出生死亡登记等，由于数据量大及毫无目的的收集登记，且这些数据并非因特定的研究目的进行设计和分类，故数据较为分散且准确性和完整性也存在一定的问题。针对有特定研究目的而设计的真实世界研究，可能存在无法仅靠现有真实世界数据提供"可靠的科学证据"。

（2）在遵循患者隐私保护及信息安全法规的前提下，获取某些医保一级数据（这类数据通常由各级政府掌控），如包含某些隐私问题（如性传播感染、滥用药物、精神健康状况）、患者的全面药物覆盖范围、医疗保健数据可能具有挑战性，但是如果无法获取相关的数据最终可能导致信息不完整或错误。

（3）在使用电子健康档案和医疗保险数据时，应当考虑到保险覆盖的连续性（登记和退出），因为当患者在就业或其他生活环境发生变化时往往会在不同的健康项目中登记和退出。而使用这些数据的研究结果的有效性部分取决于患者进出项目计划和项目提供的文件记录。这样的文档允许定义注册期（在此期间可以获得感兴趣患者的数据）和退出期（在此期间无法获得患者的数据）。

（4）从电子健康记录（electronic health records，EHRs）、实验室测试、可穿戴设备，甚至社交媒体中收集的一系列真实世界数据可以为产品安全性和有效性提供重要证据，但这些证据在环境或人群中可能与用于审批的注册试验所收集的信息大相径庭，同时可穿戴设备等新仪器是否需要获得

医疗器械注册需要讨论。

（5）人工智能（artificial intelligence，AI）领域的技术进步可能允许更快速地处理非结构化的电子医疗保健数据。该进步包括自然语言处理、机器学习，特别是在医疗数据中提取非结构化文本数据，开发计算机算法确定结果，以及评估医疗诊断图像或实验室结果。经 AI 处理过后的结构化数据是否可用于临床证据支持或用于此目的的 AI 产品是否经过验证、法规注册获批同样需要讨论。美国 FDA 不认可任何特定的人工智能技术。如果合作中或方案中提议使用人工智能或其他派生方法，则方案应具体说明所使用的计算机算法的假设和参数，用于构建算法的信息来源、算法是否受到监督（即使用输入和专家审查）或无监督，以及与方法验证有关的度量标准，对数据质量的相关影响应该记录在方案中和分析计划中。

我国目前阶段合规、开放的医学数据库较少，且没有完善的、可公开的医保数据，是我国目前真实世界研究通过数据库分析渠道进行的最大障碍。

四、数据可行性评估

数据可行性评估的基础是临床问题，确定主要的研究变量及治疗措施，包含基础的人口学统计、并发症、患病史及实验指标。通过对关键数据缺失的类型及影响进行监测评估，可以抽样或全数据集的形式对数据缺失程度进行评估，使数据具有完整性、可靠性及可追溯性。

五、数据来源潜在的局限性

各地医疗系统和保健系统之间存在差异，这可能影响数据来源，导致试验目的无法实现。患者在不同类型的商业或政府医疗保健中可以表现为不同的特征，如年龄、社会经济地位、健康状况、风险因素和其他潜在的混杂因素。医疗保健系统中的各种因素，如药物分级（如一线、二线）、处方决定和患者覆盖率，可以影响在一个医疗保健系统中接受特定治疗的患者在疾病严重程度／其他疾病特征方面与另一个医疗保健系统中接受相同治疗的患者程度不同。如果这些来源要用于检验研究假设，则确定数据源是否涵盖研究相关的所有人群也很重要，其内容包括：①选择特定数据源以解决特定假设的原因。②关于卫生保健系统的背景信息，包括任何特定的诊断和疾病的首选治疗方法，以及数据源中收集和验证这些信息的程度。③关于医疗保健系统中的处方和使用说明，包括批准的适应证、配方和剂量。

美国 FDA 建议在获取与研究问题相关的护理方面结果时，需要解决数据来源全面性问题。但是一般而言，电子健康记录和医疗保险数据并不能系统地反映非处方药物的使用情况，也不能反映医疗保健计划或免疫接种中未报销的药物使用情况。如果这些暴露与研究问题特别相关，数据来源可能存在一定的局限性，或者方案应该描述这类信息具有差距的问题应如何解决。获取某些隐私问题（如性传播感染、滥用药物、精神健康状况）、患者的全面药物覆盖范围和医疗保健数据可能具有挑战性，如果不收集则可能导致信息不完整或错误。这些疾病的患者可以在任何一家公立医院，或者在私人诊所接受治疗，如果使用自付方式可能不会产生保险报销。此外，某些人群经常参加实验性临床试验，例如，某些癌症的患者或根据制药公司援助计划接受药物治疗的患者。在这种情况下，大多数电子医疗数据源可能无法完全捕获患者的健康数据。如果这些问题与感兴趣的患者问题相关，方案应该描述如何解决这些问题。

第3节 数据治理流程设计

一、质量管理体系的建立

建议由真实世界研究团队，依据法规要求，以及企业质量方针要求，由具备成熟质量管理经验的人员团队建立适应研究质量要求的质量管理体系。该质量管理体系的要求包括但不限于以下内容。

（1）明确试验目的后对数据管理质量进行具体确定，以此帮助研究申办者合理地利用资源，从而达到预期的结果。

（2）建立质量管理体系的文件，包括质量手册、操作指南、程序文件、质量记录。

（3）针对不同类型的试验数据，如前瞻性数据和回顾性数据进行试运行时，需检验质量管理体系文件的适用性和有效性。

（4）运行完善的质量监督体系和制度。

二、数据管理过程中数据类型的考量

1. 前瞻性数据收集

前瞻性数据是在通过对患者的追踪，记录对患者的干预（药物、器械、疫苗等使用），观察不同群组健康结局的发生情况，进而建立干预因素和健康结局的联系，相对比较完整、准确、规范和标准。

前瞻性数据采集，尤其是在单独采集单组数据的情况下，可能会出现大量的脱落、失访，以及其他质量问题，可能会影响研究结果的评价，所以我们在评估研究方案时，需要进行数据管理角度的数据采集评估，比如，缺失数据制订计划等一些特殊的流程与处理方式。真实世界研究中的前瞻性数据采集，有可能是在不同的研究环境下进行的，需要从质量控制角度对于不同环境下数据采集可能造成的各种偏倚进行分析，并采取措施，如通过培训、事后分析等手段规避偏倚。

2. 既往数据收集

回顾性数据来源包括 EMR、其他已经存在的研究数据库、健康监测数据库、注册登记研究（Registry）等。即使是 EMR，在数据采集时仍然会因前期医生填写的不规范，而存在数据质量方面的问题，数据管理计划的制订和系统逻辑的设定和测试就尤为重要。但是对异常数据的处理、原始数据的修改就变得十分困难，避免由此产生偏倚和合规性问题。对于发现的错误和异常数据应进一步核实，研究数据的修订需要充分依据并严格记录修改理由及修改痕迹。

三、数据管理计划的制订

在进行数据管理之前，数据管理部门需要根据真实世界研究的实际情况制订数据管理计划。其中，其内容应包括源数据评价、CRF 设计、注释病例报告表、数据库的设计、数据传输和采集规程、数据核查问题，以及明确数据管理实施过程的里程碑和相关人员的职责。需要特殊注意的是，按照常规临床试验数据管理流程，来自其他数据库的外部数据是构成研究数据的较小组成部分，但是在真实世界研究中，外部数据是显著组成内容，甚至真实世界研究的数据管理计划应该为来自 EMR、登记数据库或其他来源的数据库规划更符合质量要求的数据管理流程。

四、CRF 与数据库的设计

真实世界研究数据往往除主动采集之外，也会来源于其他源数据。但针对研究目的，设计数据采集的 CRF，依然是研究目的的保证，以及质量可评价的重要内容。在真实世界研究的 CRF 设计过程中，需要关注的内容如下。

（1）CRF的设计必须涵盖方案中所需的所有临床数据，并且规定每一个数据点的数据来源，以及明确相匹配的质控流程。

（2）根据该试验的研究设计及需要采集的数据点，依从标准数据库的结构与设置对数据库进行CRF设计，同时建议明确不同数据点的数据来源、采集方式，除此之外的常规要求包括临床研究数据库应保证完整性，数据集名称、变量名称、变量类型和变量规则等都应反映在注释CRF上。

（3）CRF审核工作需要多方人员参与并确认，除包括申办者、数据管理人员、统计师之外，还需要有属于各种源数据结构的信息系统人员参加。

（4）CRF从设计到上线，以及版本过程依然必须进行完整记录。

（5）依然可以考虑采用标准数据格式在CRF设计之后，进行CRF注释工作。

（6）针对不同数据源的医学编码工作，应该提前明确需要使用的数据字典，并明确源数据与数据字典的依从性问题。

（7）数据库建立后，应进行测试、记录，并由数据管理负责人签署确认；如涉及外部源数据的导入，需要提前进行对接测试和验证。

（8）针对不同人员进行数据修改的权限设置，系统中数据的修改也应留下"痕迹"，以此增加数据质量的可靠性和真实性。外部源数据的所有延展性对接过程也需要进行痕迹管理。

五、研究数据管理及源数据数据管理的实施

1.病例注册登记数据的采集与质控

（1）应先识别数据的主要和次要来源，登记团队确定以何种方法、技术、速度将数据迁移进入登记的数据库中，汇总为同一数据库，并进行数据清洗、审核、统计和报告。

（2）登记注册要在灵活性（可供选择的方式和数量）、数据的可用性（何时汇总为同一数据库）、有效性（所有方法是否都能产生清洁的数据）和成本之间达到平衡。

（3）制订系统质控和人工质控计划，确保数据的准确性和完整性。对于关键变量，应进行全面的核查和源文件查阅，其他变量可根据实际情况抽样核查，如对于人口学信息、数值型变量阈值、编码映射关系等，可按一定比例抽样，核查其准确性与合理性。

2. 病例注册登记数据的 CRF 的填写

（1）临床研究者必须根据原始资料信息完整、及时、准确、规范地填写病例报告表（case report form，CRF）。CRF 数据的修改必须遵照标准操作程序，系统应保留修改痕迹。

（2）对一些时间跨度较长的试验，需进行阶段性的审核，确保数据的时效性和完整性。

（3）登记人员应开发出正式的病历摘录指南、文件资料和编码表格，供分析和审核人员使用。

（4）摘录指南应包括对纳入登记的特定类型数据（如特定的诊断室实验室结果）说明。

（5）所有数据摘录和编码的说明必须仔细备案，摘录人员需要进场对数据编码，使用标准代码或使用登记内部特别的代码来对应临床病例中相应的文本诊断并合并到登记的数据字典中。

（6）对医疗病历摘录过程应用标准化的材料（如定义和说明）进行标准化的培训。

3. 电子病历数据及外部数据的接收与利用

真实世界临床研究中，可能会用到很多来自不同系统的外部数据，例如，医院 HIS 系统数据、电子健康病历的数据、研究者在研究中心以外的来源获得的（如中心实验室）外部数据。这些数据在接收时，如不需要使用 CRF 录入的方式，则不需要制订 CRF 填写指南，但需要依据方案和 CRF 的要求摘录相应数据，将数据调用整合为可用数据库。数据管理员则需要对这些数据做出相应的逻辑检查和医学审核并启动质疑流程。在数据采集过程中也需要针对不同类型的数据（如前瞻性数据、回顾性数据）进行不同的要求和处理，比如，制订数据收集计划等明确数据收集的要求和规范，保证数据在收集过程中的质量。

4. 外部数据采集的新技术手段应用

针对真实世界的研究可能存在的大量外部数据采用传统的录入采集方法是低效的，而传统临床试验中的数据管理系统与外部数据对接也过于简单，不再能够满足质量控制的要求。可以考虑建立更符合真实性、可靠性要求的数据对接系统和规范，在保证数据具有真实性、可靠性的前提下对外部源数据进行质量控制后对接临床试验系统。

外部数据的接收可以考虑通过电子化的文件形式传输。在研究开始之前，数据管理人员与信息人员要针对不同的数据系统制订一份详细的数据传输协议，对外部数据的结构、内容、传输方式、传输时间，以及工作流程等做具体的技术要求。

5. 质量控制与数据质疑

针对前瞻性采集应注意以下几个方面。

（1）数据核查后产生的质疑表以电子文档的形式发送给申办方临床监查员由其整理并转交给研究者。研究者对疑问做出书面回答后，临床监查员将已签字的质疑表复印件返回到数据管理部门。

（2）数据管理员检查返回的质疑表后，根据质疑表对数据进行修改。

质疑表中未被解决的质疑将以新的质疑表形式再次发出。

（3）质疑表发送和返回过程将重复进行，直至数据疑问被清理干净。

（4）数据管理部门保存质疑表电子版。由研究者签名的质疑表复印件待研究完成后连同 CRF 一起返还给申办方。

针对外部源数据，数据质量控制的流程可能不同，因源数据也可能存在记录时发生的错误，针对潜在错误的修改，需要在查证其他证明文件并获得研究者许可的前提下修改，并保存完整的修改记录；针对关键性指标的修改需要尤其谨慎，必要时提供敏感性分析的结果以验证修改的客观性和结果的稳定性。

6. 数据更改的存档

数据更改过程中所产生的数据质疑表，以及数据核查文件，应作为数据更改的记录由研究者签字后存档。更好的选择是能够保留数据全程修改的稽查轨迹数据。

六、医学编码

医学编码的字典应在数据管理计划中明确规定。在数据锁库前应对临床研究中收集的病史、不良事件、伴随药物建议使用标准的字典进行编码。由于真实世界数据的复杂性，源数据中存在的数据可能已经经过 ICD-10 等标准的编码，需要在数据管理计划或医学编码计划中针对不同编码体系的源数据进行映射标准的统一。统一过程中存在问题的地方应由专业的医学人员与临床研究者进行协商并对不同的编码类型进行划分，在建立最佳对应关系的前提下建立并保存一对多的映射关系，以便后期必要时进行敏感性分析。

七、数据库锁定

数据库锁定是数据管理过程中及整个试验进行中较为重要的一步，是为防止对数据库文档进行无意或未授权的更改而取消的数据库编辑权限。真实世界临床研究中应从病例数、数据量及时间三个角度提前做好准备，对数据进行数据库锁定工作。

八、数据保存

临床研究的过程中，数据的内容及其被录入时间、录入者和数据在数据库中所有的修改历史都需完整保存且进行严格保护，建议数据至少保存 10 年。对于真实世界研究，数据管理员需为临床研究中心提供一份电子病历报告表的 PDF 文件格式以备案，尤其应保存源数据及其数据管理过程的全部文件和数据。

第 4 节 智能化系统在真实世界研究中的应用

一、人工智能在 RWS 中的应用

随着数据来源的多样化和收集数据方式的智能化，医疗大数据的规模正在与日俱增，这为 RWS 的实施提供了前所未有的机遇。此外，计算能力和存储技术的进步促进了强大的 AI 方法在 RWD 中的应用，利于提供有价值的 RWE。

在药物开发领域，AI 在 RWD 和 RWE 中的应用具有巨大的潜力，如洞察疾病风险、确定患者最佳治疗途径、依从性监测和了解患者行为，所有这些都对临床研究、药物开发和重要患者具有巨大的潜在影响。AI 的两个元素特别有利于处理 RWD：自然语言处理（natural language processing,

NLP）和机器学习（machine learning，ML）。RWD 中的很大一部分是非结构化的，例如，以电子病历、影像学报告、患者日记等各种文本形式记录的数据无法直接使用，NLP 技术能够从这些来源中有效地检索信息，包括为 ML 算法准备数据以预测结果或信号。ML 是 AI 的一个子集，它使计算机能够发现大型数据集中的模式、做出预测并随着时间的推移接触新数据来改进这些预测。利用这些创新的 AI 技术来提高 RWD 提取、规范化和结果研究的效率，包括了 5 种方式。

（1）当从不同来源的 RWD 大量汇集时，需要将数据链接并标准化为通用数据模型，借助 NLP 和 ML，可以实现整个端到端流程的自动化，并且缩短时间。

（2）在患者治疗路径中，ML 可用于分析和比较特定药物或疗法的治疗效果。

（3）当前发现不良事件的过程非常费力，借助 NLP 驱动的创新方法，可以在大型数据集上捕获这些事件。

（4）在可预见的未来，医生将能够依靠 AI 更好地预测患者的发病风险。

（5）随着系统互操作性的提高，可以更好地访问 RWD，并跟踪患者的行为和治疗依从性。

二、电子源数据在 RWS 中的应用

源数据是指临床研究中的原始记录或其核证副本上记载的所有信息，包括临床发现、观测结果及用于重建和评价该试验所必需的其他相关活动记录。电子源数据(electronic source, eSource)是最初以电子格式记录的数据。eSource 通常指直接捕获、收集和存储电子数据（如 EMR、EHR 或可穿戴设备）以简化临床研究。它可以提高数据质量、提高患者安全性并降低临床试验成本。然而由于存在众多挑战，如电子病历（electronic medical record，EMR）和电子数据采集系统（electronic data capture，EDC）之间存在有限的

互操作性，非结构化数据（如研究者笔记 / 评论）和部分数据（如 EMR 中没有的研究特定数据）需要人工转录和人工干预，在数据收集实践中需要考虑如何实时地访问和更正源数据，因此它的推广是缓慢的。

美国 FDA 在 2018 年发布了 "Use of Electronic Health Record Data in Clinical Investigations Guidance for Industry（在临床研究中使用电子健康记录数据的行业指南）"，该指南促进了 EHR 数据在临床研究中的应用，并有助于将常规护理环境中收集的数据整合到临床研究中，以及生成适合监管决策的科学证据。该指南中提到了 eSource 的概念，鼓励申办者和医疗保健组织与 EHR 和 EDC 系统供应商合作，以进一步推进 EHR 和 EDC 系统的互操作性和集成。

美国 FDA 在 2021 年 9 月发布了《真实世界数据：评估电子健康记录和医疗索赔数据，以支持药品和生物制品的监管决策》，并指出，对于建议使用 EHR 的前瞻性临床研究，可以修改 EHR 系统，以通过 EHR 系统的附加模块在常规护理期间收集额外的患者数据。但由于添加能力有限，为了收集大量额外信息的模块，基于 EHR 的数据收集可能仍不全面。因此，从这些美国 FDA 指南中可以看出，在 RWD 收集方面仍然需要新的智能化系统来推动行业的革新。

TransCelerate 作为一个非营利组织，旨在促进行业朝着最佳使用 eSource 的方向发展。该组织提出了一个 eSource 解决方案的逻辑框架用于阐明跨组织的技术考虑因素，包括预期使用模式、对当前临床试验操作状态的影响及对新技术（即物联网、大数据、预测分析）的需求。eSource 在 5 个关键领域提出了挑战：①临床试验设计、方案和数据收集。②自动数据交换、安全和隐私。③新角色。④监管调整。⑤合作。

尽管存在若干美国 FDA 指南和行业标准，但针对 EMR 的智能化系统的开发、实施和评估仍受到限制。电子系统之间的手动转录仍然是规范，这种方法费力且重复，并且可能引入错误。理想的 eSource 技术将可以实现完全绕过 EDC 数据输入，直接从 EMR 捕获源数据并将其传输到 eCRF。在过去 10 年中，已经开发、评估和改进了多种 eSource 解决方案。此外，目前在 eSource 实施方法方面没有 "一刀切" 的解决方案，也没有来自监管机构的任何可用的统一监管 eSource 采用指南。

三、eSource 在国内外的应用案例

1. 国外应用案例

OneSource 项目是加利福尼亚大学旧金山分校（University of California, San Francisco，UCSF）- 斯坦福大学监管科学与创新卓越中心（Center of Excellence in Regulatory Science and Innovation，CERSI）和美国 FDA 研究人员之间的合作。该项目第一阶段于 2019 年完成，其目标是开发方法和工具，使结构化 EHR 数据自动流入外部系统，从而降低运营成本、节省时间并提高临床试验的数据质量。在该项目中，开发了基于端到端（EHR 到 EDC）标准的技术解决方案来捕获和传输临床研究数据。

EHR4CR 是欧洲制药工业协会联合会（European Federation of Pharmaceutical Industries and Associations，EFPIA）的一个项目，旨在通过开发一个平台来改进以患者为中心的试验设计。该平台提供对现有 EHR 的访问，通过连接医疗保健和研究系统，以改进临床试验数据的捕获和交换。该项目于 2016 年完成，同时推出了商业平台 InSite，使研究者能够通过平台在整个欧洲搜索数百万份电子病历，同时保护患者隐私，便于找到合适的试验候选人。该平台可以利用来自医院的 EHR 系统去识别化数据，完全符合每个参与成员的道德、监管和数据保护政策与要求。EHR4CR 平台支持分布式查询，辅助临床试验可行性评估和患者招募。该平台可以安全地连接到欧洲多所医院 EHR 系统和临床数据仓库中的数据，使研究者能够预测候选临床试验方案的合格患者数量，评估其可行性并找到最相关的医院网站，也可以将内部使用的应用程序提供给连接的医院，以帮助他们有

效地识别和联系可能有资格参加特定临床试验的患者。与其他举措相反，EHR4CR 设计了一个符合欧盟立法并尊重医院和患者立场的解决方案，关键因素之一是与患者级别相关的数据永远不会离开连接的医院。

2. 国内应用案例

海南省真实世界数据研究院姚晨副院长在多年临床研究的实践中，于 2019 年探索出了医院真实世界数据采集、治理与管理的一体化解决方案，并与博鳌乐城临床研究中心和杭州莱迈医疗信息科技有限公司合作开发出了创新型的电子源数据记录（eSource Record，ESR）工具。ESR 的解决方案包括 5 个步骤：研究项目准备、病史预采集、院内病历书写、院外随访和 eCRF 溯源。其功能涵盖临床研究全流程，主要包括源数据采集、数据提取和治理、与 EDC 和 EMR 对接。临床医生根据研究方案制订符合临床习惯的病历书写规则，通过语音输入和病史问诊的病历预填充等功能可以更高效地完成病历记录，利用微信公众号等院外随访功能可以方便地收集院外数据。ESR 可以实时自动从完成的病历中抓取数据填充到 eCRF 中，同时也支持对源数据进行溯源查看。ESR 充分考虑了源数据来源的多样性、数据互操作性和数据标准化的挑战。通过创新性地优化临床研究的源数据采集过程，并遵循 eSource 理念和 GCP 原则设计，ESR 可以满足临床研究数据质量的 ALCOA ＋ CCEA 标准，同时提高临床医生撰写电子病历的工作效率。通过对接 EMR 和 EDC，ESR 可以灵活应对当前医疗信息水平现状，实施更简单且易于落地推广，具有更高的规范性和可持续性。同时也为目前正在建设的海南省临床真实世界数据研究平台（一期）提供高质量的医院 EMR 源数据，解决了制约我国进口特许药械项目在乐城国际医疗旅游先行区开展真实世界研究的瓶颈问题。

（辛江涛　王斌　霍禹良）

第9章　真实世界研究中的统计分析

随着真实世界研究的不断发展，越来越多的真实世界证据被用作药物和医疗器械监管决策的依据，因此对真实世界证据产生过程的规范性和科学性有着严格的要求。真实世界研究需要在设计阶段建立完善的研究方案和分析计划，明确目标人群、比对类型、评价指标和统计方法等设计要点，并通过统计分析计划规范各参与方的任务和质量要求，从而最大限度地保证研究质量和工作效率，最终合理地运用各种统计方法将真实世界数据转化为真实世界证据。就统计方法而言，真实世界研究中的统计方法并未超出传统的试验性研究和观察性研究统计方法的范围，但由于真实世界数据异质性较大且存在各种潜在的混杂因素，各种统计分析方法应用在真实世界研究时，又有其特殊的考虑。

第1节　真实世界数据的分析要点

真实世界研究涵盖了观察性研究和试验性研究等不同类型，因此其统计分析也通常需要根据设计类型选择适当的分析思路。一般而言，无论采用何种设计类型，多数真实世界研究会先进行描述性统计和单因素分析，再通过多因素分析对各类影响因素进行校正。单因素分析可以对受试者的各种特征进行广泛和全面的评估，进而在大量协变量中发现可能的混杂因素、比较组间均衡性及评价倾向性评分匹配效果等。而多因素分析则通常用来对混杂因素进行校正，在真实世界研究中，无论是观察性研究还是试验性研究都难免受到各种混杂因素的影响：试验性研究中患者可能出现依从性不佳、改变研究干预或接受影响疗效评价的治疗等情况；而在观察性研究中，无论是否采用真实世界数据，最大限度地控制混杂因素造成的偏倚都是统计分析的核心内容。

　　除了单因素分析和多因素分析以外，不同类型的真实世界研究统计分析的侧重点也有所不同。真实世界研究中试验性研究的统计分析与经典的临床试验统计分析相似，通过定义目标人群、研究干预、评价终点、伴发事件（如脱落、停止用药、接受补救治疗等事件）和统计模型来构建估计目标，从而评价临床干预的有效性和安全性。对于使用真实世界数据作为外部对照的单臂研究，其统计分析的主要挑战在于通过倾向性评分（propensity scores matching，PSM）等统计学方法为受试者匹配合理的外部对照，以保证研究对象的可比性，并通过多因素回归模型等方法尽可能地控制外部对照所导致的各种混杂因素。此外，还通常需要进行敏感性分析来评价混杂因素及模型假设对分析结果的影响。真实世界研究中观察性研究的主要挑战在于存在各种混杂因素且数据质量难以保证，因此在其统计分析中通常需要借助 PSM 和工具变量等因果推断的统计方法来控制各种潜在的混杂因素，以尽可能地提高研究结论的可靠性。

第2节　统计分析计划

　　真实世界研究是一项系统而复杂的工作，研究过程有较强的规范性且实施环节往往比较烦琐，参与人员较多且分工各有不同。特别是前瞻性研究，有可能历时数年，其过程中人员更替、软件升级等情况往往难以避免。因此为了保证研究实施过程符合研究方案的要求，其研究结果可以科学地回答方案提出的临床问题，往往需要编制一系列文档来规范研究过程，确保研究中临床观察、数据收集、数据清洗及统计分析等环节可以有效地衔接。统计分析计划（statistical analysis plan，SAP）就是这样一个指导性的文档，描述真实世界研究数据分析的具体实施细节，这样既方便研究者和统计分析人员间进行沟通，又可以保证分析的内容和质量不随人员更替发生太大的变化。

在研究方案确定后，即可以编制统计分析计划。一般来说，统计分析计划由统计人员起草，经研究者审核定稿。统计分析计划的内容较研究方案中统计分析部分的内容更为详细，须明确定义统计分析数据集的选择，对缺失数据和极端数据的处理，可能的数据变换方法，对整个研究中资料的收集和整理过程的描述，违背方案，脱落病例处理方法及理由，盲法和随机化的操作过程，各组病例入选时的基本特征描述及统计检验、基线均衡性分析、主要终点、次要终点、疗效及安全性的统计描述、参数估计及统计检验与模型等，并将预期获得的统计分析结果以统计分析表的格式列出，此外还应注明所使用的统计软件及版本。

尽管不同研究的 SAP 形式会略有不同，但其主要内容和基本框架结构通常是一致的。

（1）研究目的：研究目的阐述了整个试验所要回答的科学问题，而统计分析计划需要将科学问题转化为具有一定内在逻辑关系的统计问题，所有的分析都是以研究目的为根本出发点。

（2）研究设计要点：研究设计与统计方法的选择密切相关。统计分析计划中需要涵盖的研究设计要点有：①设计类型和分组因素：在统计分析计划中需要对研究类型和分组因素有明确的说明。如果是观察性研究，须明确是队列研究、病例对照研究或者横断面研究，并确定其暴露因素／危险因素的分组情况；如果是干预性研究，也须对研究设计类型和研究干预方法进行详细说明，如平行设计、交叉设计、析因设计、成组序贯设计等。②对照的选择/随机化过程：在观察性研究中，对照的选择方式往往和潜在的混杂因素有密切的关系，应用PSM通常可以对混杂因素起到较好的控制作用。干预性研究中的研究分组主要依靠随机化方法进行，因此在统计分析计划中需要对随机化方法进行详细的说明，特别是采用分层随机或动态随机的情况。③访视流程：通过访视流程可以直观地反映研究数据的收集过程，即在哪次访视收集了哪些数据，进而可以明确需要分析的具体内容。④入排标准和脱落/剔除原则：入排标准决定了统计结论可以外推到什么样的人群，而脱落/剔除的情况反映了研究的完成质量。⑤样本量的计算过程：通过样本量的计算过程可以对研究设计阶段指标选择、研究设计和分析方法的选择产生完整的回顾，可以说设计阶段所有统计学考虑最终都会体现在样本量的计算上。

（3）观察指标：观察指标是统计分析计划的关键内容，需要将研究方案和CRF结合起来对所有数据点进行描述，从而可以使研究方案中的每一类指标与CRF中的实际数据点相对应。描述的内容应至少包括指标的名称、单位和观察的访视点。特别要注意，在实际工作中常会发现不同中心或区域数据单位有不同的情况，需要将数据的单位统一。

如果指标是衍生变量，即由其他的指标计算产生，则需要详细地描述指标的定义和计算方法，建议将方案中的文字定义转变为逻辑表达式的形式，以保证分析人员可以通过统计分析计划重复所有指标的计算过程。

（4）分析人群：定义了统计分析要在什么样的数据上进行，干预性研究和观察性研究人群的选择原则略有不同，但其主要目的无非有3个方面：①保证研究结论可以外推到方案设计的目标人群。②控制偏倚。③不同人群结果之间相互验证。

1）干预性研究的分析人群：干预性研究最主要的特征是人为地施加干

预措施，研究的证据强度和规范性要求都较观察性研究高。相对于观察性研究，干预性研究最明显的优势是能够借助随机化对已知和未知的潜在混杂因素进行控制。因此，对于随机对照研究而言，如何保护随机化是研究设计中的一个重要问题，其中意向性治疗（intention to treat，ITT）原则是保护随机化的一种重要手段，ITT 原则是指将所有随机化的患者都按照其随机化的结果纳入分析，其主要目的是尽可能控制由于患者脱落 / 剔除产生的缺失数据带来的偏倚。需要注意的是，将未完成病例纳入分析会导致分析数据集中有一定数量的缺失数据，因此需要对数据进行填补，具体有：①全分析集（full analysis set，FAS）：是指尽可能接近意向性治疗原则（主要分析要包括所有随机化的受试者）的理想人群集，该数据集由所有随机化的人群以数量最小的和合理的方法剔除后得出，包含所有经过随机化的人群。②符合方案集（per-protocol set，PPS）：作为 FAS 集的子集，要求指符合纳入标准、不符合排除标准、完成研究方案的受试者集合，即无严重违背方案（包括入排标准）、依从性好、完成 CRF 规定填写内容的受试者（主要疗效指标无缺失）进行分析（PP 分析）。③安全数据集（safety set，SS）：至少有一次主要评价指标记录，且有安全性指标记录的实际数据，安全性缺失值无须结转。

在干预性研究中，不同的分析内容所用的人群不一样。疗效分析的数据集采用 FAS 和 PPS，两者通过相互验证和比较来进一步确定疗效。PPS 中虽然纳入的都是主要疗效指标完整的受试者，但由于其本身已经一定程度地偏离了随机化设计，所以会在一定程度上丧失随机化设计带来的优势，其设计效力也自然随之下降。对于疗效结果的评估常采用以 FAS 结果为主的数据集。而安全性分析常采用 SS，这个数据集的纳入原则非常宽泛，目的是尽可能收集所有的安全性信息。

2）观察性研究的分析人群：与干预性研究不同，观察性研究并不对观察对象施加干预，也没有随机化等措施，并不适用 ITT 原则。观察性研究的数据分析应尽可能利用所有的数据。观察性研究的分析人群通常并不像干预性研究中 FAS、PPS 和 SS 一样呈固定的模式，常见的分析人群主要有以下几类：①全分析集：将全部纳入的观察对象进行分析，与观察性研究的 FAS 类似，对于缺失数据需要进行填补。②完整数据分析集：即对所有观察指标均完整的观察对象进行分析，将有缺失数据的观察对象排除。与之相似的还有可用的数据分析，即分析某个因素时仅排除该因素存在缺失的观察对象，这样可以更充分地利用样本信息。③PSM 匹配：利用 PSM 从全分析集中选择对照构造的分析人群。

（5）缺失数据处理：缺失数据处理的方法很多，但目前尚未有公认的较好的方法。医学研究中处理缺失数据主要有两类方法：填补法和纵向模型，严格地说纵向模型并不对缺失数据进行处理，而是尽可能利用已有的数据。常用缺失数据处理方法有以下几种（表 2-1）。

1）完整观测分析：仅对所有数据完整的受试者进行分析。

2）可用观测分析：对分析所涉及的数据完整的受试者进行分析，即删掉分析变量存在缺失的受试者。

3）末次观测值结转法（last observation carried forward，LOCF）：采用缺失值之前最近一次的观察数据来填补缺失值。

4）基线观测值结转法（baseline observation carried forward，BOCF）：采用基线值对缺失值进行填补。

5）最差观察结转法（worst observation carried forward，WOCF）：采用所有随访中最差的观察值来对缺失值进行填补。

6）均数填补：采用同一个变量的其他受试者的均数来填补这个变量的缺失值。

7）纵向模型：纵向模型是一大类方法，如重复测量数据的混合效应模型（mixed-effect models for repeated measures，MMRM）和广义估计方程（generalized estimating equations，GEE）等。

表2-1　研究类型及常用缺失数据处理方法

研究类型	常用缺失数据处理方法
观察性研究	完整观测分析、可用观测分析、均数填补及纵向模型
干预性研究	LOCF、BOCF、WOCF及纵向模型

（6）统计分析的方法和内容：统计分析方法部分是整个统计分析报告的核心内容，包括统计分析的一般原则、分析内容和各部分统计方法的选择。统计分析的一般原则主要介绍分析中的共性问题，即单侧检验或双侧检验、有效性界值及统计描述的计算指标。不同的研究设计，其统计分析的一般原则也不尽相同（表2-2），分析内容和分析要点见表2-3。

（7）统计分析结果样表：根据（6）中统计分析的内容编制统计分析结果的样表。

表2-2　统计分析的一般原则

研究中统计分析的一般原则：
（1）所有的统计检验均采用双侧检验，$P \le 0.05$ 将被认为所检验的差别有统计学意义
（2）定量指标的描述，计算例数、均数、标准差、中位数、第25百分位数、第75百分位数、最小值、最大值
（3）分类指标的描述，使用各类的例数及百分数

表2-3　分析内容和分析要点

分析内容		分析要点
研究概况	研究人群	对分析人群进行描述，包括分析人群在中心/区域的分布情况
	完成情况	总结各中心/区域的随访完成情况，对未完成随访的观察单位列出清单
	依从性/暴露情况	（1）在干预性研究中对受试者的依从性进行描述 （2）队列研究中对观察单位的暴露情况进行描述

续表

分析内容		分析要点
受试者 / 观察单位 基本情况	人口学 和生命 体征	（1）受试者基本情况的分析目的主要是比较各组在人群特征反面的均衡性 （2）统计分析采用单因素分析方法 （3）分析内容包括但不限于人口学信息、基线生命体征、既往病史及用药史
	既往史	
基线情况		（1）对基线评价指标进行单因素分析，以衡量各组基线的可比性 （2）干预性研究中，基线评价需要同时对 FAS 和 PPS 进行 （3）统计分析采用单因素分析方法
主要评价 指标	研究假 设和统 计推断	（1）主要评价指标是统计分析的核心内容，通过主要评价指标的分析来回答研究的主要问题 （2）干预性研究主要评价指标的分析需要同时对 FAS 和 PPS 进行 （3）建议写明原假设和备择假设，有助于清晰地回答研究问题，方便统计结果向临床结论的转换 （4）对于主要指标的分析，除了一般的单因素分析外，还需要构造多因素模型以控制潜在的混杂因素 （5）观察性研究的潜在混杂因素较多，因此常需要进行变量筛选；而干预性研究的混杂因素相对较为固定，通常在多因素模型中对中心效应（及中心与暴露的交互效应）和基线值进行控制 （6）对可能存在的交互效应进行分析
	统计 模型	
次要评价指标		与主要疗效一致
安全性 分析	不良 事件	（1）安全性分析主要用于干预性研究 （2）不良事件需要描述例次和发病人数 （3）统计分析采用单因素分析方法，包括组间比较和组内自身前后比较 （4）分析内容包括但不限于不良事件、生命体征的变化情况、实验室检查和心电图检查的变化情况
	生命 体征	
	实验室 检查和 心电图 检查	

第3节　描述性统计和单因素分析

数据的统计描述是所有分析的基础，特别是在真实世界研究中，数据间的结构和逻辑关系较为复杂，所有的数据分析都需要先通过统计描述来观察数据的特征，如分布规律和变量间的关系等，并根据这些数据特征选择适当的统计方法。在研究中，数据的统计描述并不拘泥于形式，既可以通过均数和标准差等一系列指标对数据进行概括，也可以通过统计图表来直观地展现数据的特征。

完成数据的统计描述后，通常要进行单因素分析。单因素分析是真实世界研究数据分析中另一个重要基础，一方面，可以通过单因素分析回答研究问题，例如，前瞻性研究中基线数据的单因素分析的目的是确保组间的均衡性，如果发现某个因素有统计学差异，提示该因素是潜在的混杂因素，在疗效分析中需要予以控制；另一方面，单因素分析是构造多因素模型的重要步骤，可以初步确定因变量和自变量之间的关系。

一、计量资料的分析

计量资料是指可以准确定量测量的资料，如身高、体重及血压等。理论上讲，计量资料通常为连续的，在其取值范围内有无限可能取值，而在临床实际应用中，指标的取值常受测量精度和样本例数所限，指标取值常为一定范围内的有限个数。计量资料数据呈连续型分布，连续型分布又有正态分布和偏态分布之分，在医学研究中以正态分布最为常见（图 2-1）。

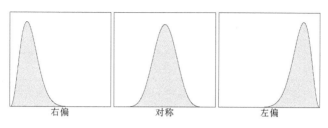

图 2-1 连续型分布

1. 计量资料的描述

计量资料一般通过集中趋势和离散程度来描述，集中趋势通常通过均数或中位数来描述。均数即所有数据的平均值，主要用来描述正态分布数据的集中趋势。在研究中有时会遇到一些呈右偏态的数据，如基因表达水平或抗体滴度等，可以先进行对数变换再计算均数，即用几何均数表示。对于一些无法通过变换转化成正态分布或经过数据变换后无法从临床角度解释结果的情况，常用中位数来表示其集中趋势。中位数是将数据从小到大排序后居中的数值，即有一半的数值小于这个数，另一半数值大于这个数。描述离散程度的常用指标有方差、标准差和四分位数间距。方差即各观察值与均值距离的平方和（离均差平方和）除以例数，方差的大小可以反映数据的变异情况。但由于其单位是原数据的平方，意义不够直观，因此更常用的指标是标准差（standard deviation，SD），即方差的平方根。四分位数间距是将所有数据按大小顺序排列后计算第 25 百分位数（Q1）与第 75 百分位数（Q3）的差值。在实际应用中常用 Q1 和 Q3 直接描绘数据的分布情况，由于其不受极端值的影响，常用来描述非正态分布资料。

在实际应用中，一般是将资料的集中趋势和离散程度结合起来表达。常见的报告形式如表 2-4 所示。

表 2-4　常见的报告形式

指标	意义
N（缺失值）	例数和缺失值个数
均数（SD）	均数和标准差，描述正态分布下数据的集中趋势和离散程度。如果相对于均数，标准差过大则可能不满足正态分布
中位数	中位数，描述非正态分布数据的集中趋势，可以通过比较中位数和均值的大小判断数据是左偏还是右偏
第 25 百分位数，第 75 百分位数	第 25 百分位数和第 75 百分位数，以及与中位数一起描述非正态分布数据
最小值，最大值	最小值和最大值，用于描述极端数据

2.计量资料的分析流程

步骤 1：分析数据的正态性、方差齐性等数据特征。

统计分析应首先考虑研究的设计类型，根据研究设计初步确定可以采用的分析方法，然后按照研究设计进行分组，确认各组是否均满足正态分布、各组方差是否具有一致性等数据特征。

步骤 2：根据数据的特征选择适当的统计方法（表 2-5）。

表 2-5　计量资料的统计方法选择

设计类型	模型应用条件	统计方法
单组与固定值比较	满足正态分布	单组样本 t 检验（与固定值比较）
	不满足正态分布	Wilcoxon 符号秩和检验
两组独立样本比较（完全随机设计）	满足正态分布；方差齐	两独立样本 t 检验
	满足正态分布；方差不齐	t' 检验 /Wilcoxon 秩和检验
	不满足正态分布	Wilcoxon 秩和检验

设计类型	模型应用条件	统计方法
配对样本比较 （配对设计）	两组差值不满足正态分布	单组样本 t 检验（与0比较）
	两组差值满足正态分布	Wilcoxon 符号秩和检验
多组独立样本比较 （完全随机设计）	满足正态分布；方差齐	成组设计的方差分析
	不满足正态分布或方差不齐	Kruskal−Wallis 秩和检验
随机区组设计	满足正态分布；方差齐	随机区组设计方差分析
	不满足正态分布或方差不齐	Friedman 秩和检验
重复测量设计	满足正态分布；方差齐	重复测量设计方差分析
	不满足正态分布或方差不齐	秩变换后重复测量设计方差分析

二、计数资料的分析

计数资料是指无法定量或不能测量的指标，只能以互不相容的类别或属性来定义。计数资料又可以按照各类别之间有无程度差别分为分类资料和等级资料。分类资料各类别之间没有大小区别，如性别、有无过敏史等；等级资料的各类别之间有大小的差别，如治疗效果的"无效、显效、好转、治愈"等。

在有些情况下，为了解读研究结果的需要，可以将计量资料转换为计数资料，如临床上将收缩压和舒张压转化为高血压分级等。需要注意的是，此类转换通常需要有公认的标准，如果为了得到有统计学意义的结果而反复尝试不同的变换则变成了数字游戏，没有实际意义。

1. 计数资料的描述

计数资料主要通过构成比和率进行描述。构成比即比例，描述总体内部各构成部分所占的比重，例如，试验中男性所占的比例。而率表示某个时期内某个事件发生的频率或强度，是将某时期内发生某事件的观察数作为分子，该时期开始时暴露的观察对象数作为分母计算的比值，如随机对照试验中不良事件的发生率。率通常是有计量单位的。两者分子和分母的定义不同，构成比不会超过 100%，而率有可能超过 100%。可见，比例和率最大的差别在于是否具有时间的概念。比例是一个静态指标，以性别为例，在研究开始时即可明确确定，无须随访观察，也不会随时间变动；而率是一个动态的指标，以 RCT 研究中的不良事件发生率为例，研究开始时并没有发生不良事件，随着研究的进行，不断有受试者发生不良事件，则各组随访期间发生的不良事件数（例次）与该组受试者例数的比值即为不良事件发生率。

表 2-6 为一项临床试验的不良事件发生情况，试验组和对照组各 121 例受试者。

表 2-6　临床试验的不良事件发生情况

项目	试验组				对照组			
	例次	发生率	人数	百分比	例次	发生率	人数	百分比
严重不良事件	4	3.31%	4	3.31%	7	5.79%	6	4.96%
与研究药物相关	1	0.83%	1	0.83%	4	3.31%	3	2.48%
导致脱落	4	3.31%	4	3.31%	4	3.31%	4	3.31%

由上表可以看出，第一行对照组的严重不良事件发生率为 5.79%，而发生严重不良事件的受试者占该组的比例为 4.96%。除了发病率等指标需要通过率进行描述外，对分类资料和等级资料的描述一般是按照组别列出各组内该因素各个水平的例数和构成比。

2. 分类资料的分析流程

步骤1：对数据进行统计描述，计算列联表各单元格的期望频数。

根据研究设计类型初步确定分析方法。然后对数据进行基本的描述，计算各格子的期望频数，从而判断统计方法的适用条件。

步骤2：根据数据的特征选择适当的统计方法（表2-7）。

表2-7 分类资料统计方法的选择

设计类型	应用条件	统计方法
单组率与固定值比较	n 较小时	根据二项分布直接计算
	$nP > 5$ 且 $n(1-P) > 5$	单组率与固定的 χ^2 检验
两独立样本率比较 （完全随机设计）	$n \geq 50$ 且 $T \geq 5$	四格表的 χ^2 检验
	$n \geq 40$ 且 $1 \leq T < 5$	Fisher 精确概率法
	$n < 40$ 或 $T < 1$	Fisher 精确概率法
配对四格表比较 （配对设计）	$b + c \geq 40$	McNemar 检验
	$b + c < 40$	精确概率法
多组样本率的比较 （完全随机设计）	全部格子 $T \geq 5$ 或少于 1/5 的格子 $1 \leq T < 5$	$R \times C$ 列联表 χ^2 检验
	若有 $T < 1$ 或有多于 1/5 的格子 $1 \leq T < 5$	精确概率法

注：其中 T 为各格子的期望频数，即该格子所在行合计和列合计的乘积与总例数的比值。

3. 等级资料的分析流程

在临床研究中一般将等级资料按照分类数据进行描述，即描绘各水平的构成情况。然后根据研究设计的不同，采用非参数方法进行分析（表2-8）。

表 2-8　等级资料的统计方法选择

设计类型	统计方法
两组随机样本比较	Wilcoxon 秩和检验
配对设计	Wilcoxon 符号秩和检验
多组随机样本比较	Kruskal-Wallis 秩和检验
随机区组设计	Friedman 秩和检验

三、生存资料的分析

除了常见的计量和计数资料外，在研究中还经常需要对一些特定的医学事件及出现这一事件发生的时间进行分析，例如，肿瘤研究中需要对总生存期（overall survival，OS）或无进展生存期（progression-free survival，PFS）进行比较；在感冒药等自限性疾病的临床研究中需要以症状缓解时间作为观察终点；药物安全性研究中某些特定不良事件的发生时间等。

生存资料由生存时间和观察结果两部分构成，其中研究结局又可以按照是否发生了研究关注的事件而分为终点事件和删失两部分。

（1）生存时间：是指从某个起始事件开始到某个终点事件的发生（出现反应）所经历的时间。根据研究的实际情况，生存时间可用小时、天、周、月、年等时间单位记录。生存时间在有些场合也称失效时间。另外，生存时间是一个广义的概念，从疾病诊断到死亡、从临床干预到治愈，都统称为生存时间。

（2）终点事件：是指研究者所关心的特定结局，由研究目的决定，并要在研究设计阶段有明确的定义，且在研究过程中也应该严格遵守而不能随意改变。与终点事件对应的是起始事件，是反映生存过程的起始特征的事件，在研究中通常将临床干预的开始视为起始事件。

（3）删失：即由于某种原因未能明确地观察到受试者的终点事件，因此无法获得受试者的准确生存时间。删失包括多种情况：在研究中不可避免会出现受试者失访的情况或由于其他原因无法观察到研究终点；另外，由于受经费和时间的限制，无法无限制延长研究的观察期，从而在研究结束时尚有很多病例没有发生终点事件，这类删失是前瞻性研究中最为常见的类型。

1. 生存数据的特征

生存数据的本质是从起始事件到终点事件的时间，通常不服从正态分布，在很多研究中通常无法确定生存时间的分布类型，加之生存数据需要同时包括生存时间和结局数据，所以不能用一般的 t 检验或秩和检验来处理，其分析思路也与一般数据不同。生存数据结构见表2-9。

表2-9 生存数据结构一

中心编号	受试者编号	干预 （1=试验组，2=对照组）	生存时间 （Month）	结局 （1=事件，0=删失）
1	101	1	155	0
1	102	1	33	1
1	103	2	152	1
1	104	2	56	1
2	216	1	42	0
2	218	1	63	1
2	237	2	28	1
2	238	2	87	1
3	301	1	150	1
3	303	1	21	1
3	304	2	34	0
3	306	2	112	1

从表 2-9 中还可以发现，生存数据中存在一定数量的删失数据。一般而言，删失可以分为左删失和右删失。在临床研究中绝大多数删失为右删失，即终点事件发生在末次观察后，其观察值大小为起点事件到最后一次随访间的时间间隔。右删失虽然不能明确真正的生存时间，但至少可以确定其生存时间长于观察到的时间，因此常在删失值右上角标记"+"，表示实际生存时间长于观察时间。例如，表 2-9 中的数据标记如表 2-10 所示。

表 2-10　生存数据结构二

	生存时间					
试验组	155^{+}	33	42^{+}	63	150	21
对照组	152	56	28	87	34^{+}	112

生存分析方法可以在一定程度上利用删失数据提供的信息，但其比例不能太大，即有明确结局时间的数据不宜过少，否则会分析结果会有较大偏倚。

2. 生存资料的描述

生存资料的描述包括对终点事件 / 删失比例的描述和生存过程的描述两部分，生存过程的描述主要是对生存曲线的描绘和中位生存时间的估计。终点事件 / 删失比例按照计数资料进行描述即可，对生存过程的描述主要采用 Kaplan-Meier 法（又称乘积极限法）和寿命表法，Kaplan-Meier 法的计算量较大，但更为精确，随着计算机的广泛应用，一般使用 Kaplan-Meier 法描述生存曲线并估计中位生存时间。

Kaplan-Meier 法的基本思想是将生存时间由小到大依次排列，在每个事件（终点事件或删失）的时间点上，计算其人数、死亡人数、生存概率和生存率。应注意区分生存概率和生存率，生存概率是针对单位时间而言，生存率是针对一个较长的时间段，是生存概率累积的结果，即为各时间生存概率的乘积。生存率等于 50% 时所对应的时间即为中位生存时间，反映生存时间的平均水平。

通过每一例结局对应的时间和对应的生存率可以描绘 Kaplan-Meier 曲线，其横坐标为生存时间，纵坐标为生存率。生存曲线是一条下降的阶梯形曲线，仅在发生终点事件时曲线下降，删失时曲线不下降，仅标记为"+"，随着时间的延长，生存曲线呈下降趋势。

在使用 Kaplan-Meier 法描述生存过程时，需要注意以下问题：① Kaplan-Meier 曲线尾部不稳定。随着访视时间延长，结局事件逐渐增多，研究后期可供观察的例数越来越少，因此后期生存率误差越来越大，造成曲线尾部不稳定。如果研究后期出现曲线交叉或较接近的时候需要考虑由误差导致结果不稳定的可能性。②中位生存时间与生存曲线的关系。根据中位生存时间的定义，可以从生存曲线上直观地观察到中位生存时间的大小，便于比较组间的差异。图 2-2、图 2-3 中生存率 50% 下面的第一个终点事件的时间即为中位生存时间，即生存率 < 50% 后的发生临床终点事件的最短时间。③删失数据比例。前面已经提到生存分析删失比例不宜过高，因此以下情况需要特别注意：当随访结束时，如果有大量受试者尚未发生终点事件或研究后期出现大量受试者失访的情况，各类原因造成的删失总数累积超过全部受试者总数的 50%，则无法计算中位生存时间。

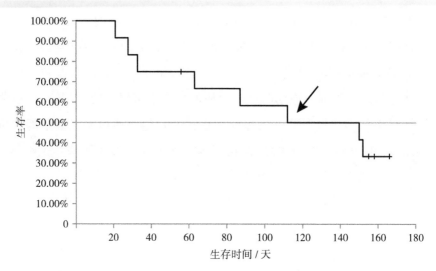

注：图中箭头所指的点对应的横坐标即为中位生存时间，即生存率 50% 线以下第一个终点事件的横坐标。

图 2-2 生存曲线一

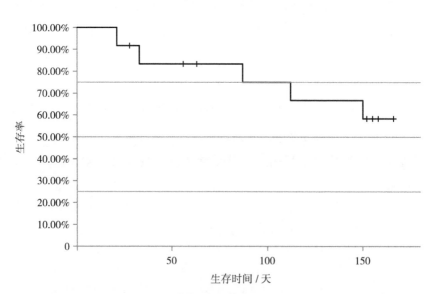

注：从图中可以发现，当删失数据较多，导致完全数据比例小于 50% 时，生存曲线无法下降到 50% 以下，造成中位生存时间无法计算。

图 2-3 生存曲线二

3. 生存资料的分析流程

很多研究中采用生存数据作为主要评价指标，因此生存数据的分析除了采用单因素分析方法比较生存过程外，通常还要构造多因素模型对生存过程的影响因素进行分析。生存分析一般不会选错方法，生存曲线的比较通常采用 Log-rank 检验，生存数据的多因素分析一般采用 Cox 比例风险模型，即 Cox 回归。

步骤 1：描绘生存曲线。

一般而言，生存分析必须要从描绘生存曲线开始。常用的统计方法不对曲线的形状做假设，因此需要在分析前观察生存曲线以初步判断统计方法是否可行。如果生存曲线有明显的交叉，提示不同干预方法的机制上可能存在差异。对于这种情况，尚无公认的解决办法，所以建议首先从医学角度出发，对研究的设计进行考虑，分层或分段分析往往是一种事后补救的方法。

步骤 2：生存曲线的比较。

生存曲线的比较通常采用 Log-rank 检验。临床研究一般更关注远期终点，相对于其他比较生存曲线的方法，Log-rank 检验对远期生存时间的权重较大，因此在研究中应用最多。需要注意的是，Log-rank 检验的应用条件是删失为随机发生的，与干预无关。

步骤 3：构建 Cox 模型。

以生存数据为主要观察指标的研究中，需要构建 Cox 模型以分析生存过程的影响因素并控制其他影响因素后对干预的风险比（hazard ratio，HR）进行估计。Cox 模型的应用条件是模型各因素对生存的影响不随时间的变化而改变。

四、常用单因素统计方法

1. t 检验

t 检验主要用于计量资料的比较。t 检验要求数据满足 3 个前提条件，即独立性、正态性及方差齐性。独立性即要求各观察值之间是独立的，一个观察值的大小不会影响其他观察值；正态性即要求各组数据满足正态分布；方差齐性即两组样本的总体方差相等。

统计量 t 服从的分布称为 t 分布，t 分布有一个参数称为自由度 v。t 分布的形状为一簇曲线，一个自由度对应一条分布曲线，当样本量较大时，t 分布趋近于标准正态分布。

t 检验的统计量：

$$t = \frac{均数差值}{标准误（差值）}$$

完全随机设计和配对设计均按此公式构造统计量，其差别在于组间差异和标准误的计算方式不同。

（1）两独立样本 t 检验

两独立样本 t 检验用来比较两组独立样本的均值是否一致，其原假设（H_0）为两组样本所代表的总体均数相等。

当 t 检验的应用条件不满足时，t 检验的结果有可能不可靠，可以考虑根据实际情况对数据进行变换。对于轻度偏态分布的数据，如果两组样本量基本一致，则 t 检验通常比较稳健。因为按照中心极限定理，当样本量较大（通常每组 > 30）时，不管原来的总体分布如何，其样本平均值都会近似服从正态分布。但需要注意的是，如果两组变异程度差别多大，即方差差异较大，则结果往往不可靠，应采用矫正的 t 检验或采用 Wilcoxon 秩和检验。

（2）配对 t 检验

配对样本 t 检验用来比较配对样本两组差值的均数是否为 0，其原假设（H_0）为总体差异为 0（或前后变化值为 0）。

配对样本常见的资料类型有：①两个同质对象接受不同处理。②同一受试对象分别接受不同的处理或同一受试对象接受处理前后。与完全随机设计不同的是，配对设计 t 检验仅要求差值满足正态分布，而对原始数据的分布类型无限制。当数据不满足配对 t 检验的应用条件时，可以根据实际情况考虑对数据进行变换，但需要注意的是，数据的变换需要对原始数据进行，而不是对差值进行。另外，还需要说明的是单组样本 t 检验和配对 t 检验本质上是相同的。配对 t 检验是差值与 0 比较，而单组样本 t 检验是单组观测值与某一固定值比较，两者标准误的计算方法一致。

2. 方差分析

方差分析主要用于多组计量资料的比较，可以将方差分析理解为 t 检验的扩展，方差分析也需要数据满足正态性及方差齐性的条件，标准的方差分析（One-way ANOVA）还需要满足样本独立性。

方差分析的基本思路是对样本的变异进行分解，下面我们以单因素方差分析（One-way ANOVA）为例对方差分析的原理进行介绍：①研究对象的全部变异称为总变异，而方差分析的基础就是分析变异的构成。②方差分析将总体变异分解为组内变异和组间变异两部分，组内变异即为个体之间的变异，组间变异为研究干预带来的组间差异。③如果组间变异远大于组内变异，即可认为总变异是由组间变异引起的，说明研究干预造成了组间差异。如果组间变异和组内变异差异不大，则说明研究干预没有造成组间差异。④组间变异和组内变异的比值称为 F 值，服从 F 分布。如果组间变异远大于组内变异，则 F 值远大于 1，当 F 值足够大的时候则可以认为总变异是由组间变异引起的。

对于析因设计、随机区组设计及重复测量设计等不同设计类型，也都可以应用方差分析的方法进行分析，表 2-11 给出了不同设计的方差分解方式，各类主流统计软件中都有相应的程序进行分析。

表 2-11　不同设计的方差分解方式

设计类型	变异分解
完全随机设计	组间＋组内（误差）
随机区组设计	组间＋区组＋误差
析因设计	因素 1＋因素 2＋交互效应＋误差
重复测量设计	受试对象间：组间＋个体间误差 受试对象内：时间＋交互效应＋个体内误差

另外需要注意的是，由于方差分析的原假设是各组代表的总体均数相同，与之对应的备择假设为：各组代表的总体均数不全相同，因此通过方差分析仅能得出各组不完全相同的结论。如果要分析具体各组间的差异，则应在方差分析的基础上进行两两比较，常用的方法有 Dunnet t 检验、Tukey 法及 Scheffe 法等。

3. 秩和检验

秩和检验主要用于不满足正态分布的计量资料或等级资料的组间比较。秩和检验是一种非参数检验，不以特定的总体分布为前提，也不对总体参数做推断。秩和检验不直接用样本观察值做分析，其统计量的计算是基于原始数据在整个样本中按大小所占的位次。当总体分布不明确时，尤其是样本中出现少量离群值的小样本数据时，秩和检验往往较 t 检验和方差分析等参数检验具有更好的稳健性。

　　我们以两组随机样本的 Wilcoxon 秩和检验为例简要介绍秩和检验的基本思想：首先将各组数据进行混合，将样本按照从小到大的顺序编秩，然后计算各组的平均秩和。如果各组平均秩和相差较大，则可以认为各组分布差异有统计学意义；如果各组差别较小，则认为组间差异无统计学意义。

　　在研究中需要根据不同的设计类型选择适当的秩和检验方法。当参数检验条件不满足时，对于两组随机样本比较一般用 Wilcoxon 秩和检验；配对设计使用 Wilcoxon 符号秩和检验；多组随机样本组间比较采用 Kruskal-Wallis 秩和检验。在应用秩和检验时，需要注意以下问题：①由于秩和检验是使用秩次进行分析而没有利用原始数据的具体数值，对于样本信息利用不充分。所以一般而言，当满足参数检验的应用条件时，秩和检验的效能较参数检验低。如果满足参数检验的条件，则应该优先应用参数检验进行分析。②在使用符号秩和检验时，数据需要满足对称分布这个条件。相对于与参数检验，秩和检验不对数据的分布类型做具体要求，但需要注意有时秩和检验仍有一定的应用条件。③尽管秩和检验可以有效地处理小样本数据，但仍需达到一定的样本量。Wilcoxon 秩和检验需要各组至少 4 例样本；Wilcoxon 符号秩和检验需要至少 6 对样本，低于最小样本量则无任何统计学意义。④在研究中需要根据不同的设计类型选择适当的秩和检验方法，不同的统计秩和检验方法构造统计量的方式不同，其原假设也略有不同（表 2-12）。

表 2-12　不同的统计秩和检验方法及研究假设

统计方法	研究假设
Wilcoxon 秩和检验	H_0：两组总体分布位置相同
	H_1：两组总体分布位置不同
Wilcoxon 符号秩和检验	H_0：两组差值的总体中位数等于 0
	H_1：两组差值的总体中位数不等于 0

续表

统计方法	研究假设
Kruskal–Wallis 秩和检验	H_0：各组总体分布位置相同
	H_1：各组总体分布位置不全相同
Friedman 秩和检验	H_0：各组总体分布位置相同
	H_1：各组总体分布位置不全相同

4. χ^2 检验

χ^2 检验是一类应用范围很广的假设检验方法，可用于检验两组或多组率（或构成比）的差异、判断指标是否存在关联性、分析实际分布是否符合某种理论分布等。χ^2 检验最常用于比较计数资料的组间差异。

χ^2 检验的基本思想是首先假设各组构成一致（即 H_0 成立的情况下），计算期望频数并构造统计量 χ^2 值，其数值大小反映了实际频数和期望频数的吻合程度，实际频数与期望值差异越大则 χ^2 值越大，则有理由认为原效假设（H_0）不成立。在应用 χ^2 检验时，需要注意以下问题。

（1）χ^2 检验是针对大样本的检验方法，因此样本量不宜过小。四格表 χ^2 检验和配对四格表的 McNemar 检验要求样本量大于 40 且所有格子的期望频数 T 均大于 5；$R \times C$ 列联表 χ^2 检验要求 $T < 5$ 的格子不多于 1/5。

（2）在分析过程中，应首先编制频数表，以确定是否满足 χ^2 检验的应用条件。当不满足应用条件时，可以考虑：①结合实际情况合并频数较小的格子。②对 χ^2 检验的结果进行矫正。③应用 Fisher 精确概率法。随着计算机运算速度的提升，实际应用中更倾向于在 χ^2 检验条件不满足时使用 Fisher 精确概率法。

（3）χ^2 检验只能用频数，不能用相对数进行分析。

此外，在实践中，一般将 Fisher 精确概率法用作 χ^2 检验的补充。与 χ^2

检验不同，Fisher 精确概率法是直接计算得到当前结果和更极端结果的概率，两者在理论依据上完全不同，Fisher 精确概率法不属 χ^2 检验的范畴。实际上，Fisher 精确概率法可以认为是分析四格表数据的"金标准"，但由于大样本时 Fisher 精确概率法的计算量较大，因此在实际应用常将其用于不满足 χ^2 检验条件的数据分析。

5. Log-rank 检验

Log-rank 检验在有些文献中也称为对数秩检验，用于进行两组或多组生存资料的组间比较。Log-rank 检验本质上是一种分层的 χ^2 检验（Mantel-Henszel 检验），对远期生存时间的权重较大，主要反映了远期的生存情况，是临床研究中最常用的单因素生存分析方法。Log-rank 检验并不对特定时点进行检验，而是对整个生存曲线进行检验，原假设（H_0）见表 2-13。

表 2-13　不同设计类型的研究假设

设计类型	研究假设
两组生存资料比较	H_0：两组总体生存曲线相同
	H_1：两组总体生存曲线不同
多组生存资料比较	H_0：各组总体生存曲线相同
	H_1：各组总体生存曲线不全相同

在应用 Log-rank 检验时，需要注意以下问题：①与其他非参数方法一样，Log-rank 检验无法对组间差异的大小进行估计，只能通过 P 值判断各组生存曲线的差异是否有统计学意义。②Log-rank 检验不对曲线形状做假设，无法处理各组生存曲线交叉的情况。因此在设计阶段需要对临床干预的作用方式有一定的考虑，选择对照组时应尽量避免选择起效过程和作用机制与研究干预差异过大的干预。③Log-rank 检验要求是否删失与是否发生终

点时间无关，即如果对删失病例继续进行随访直至发生终点事件，其终点时间的发生概率应与完全数据一致。

五、应用实例

（1）研究题目：多孔型金属骨植入材料人工椎体用于颈椎前路椎体切除术后重建的临床试验。

（2）研究简介：该研究为某医疗器械公司人工椎体的临床试验，设计类型为平行对照研究。研究目的为以上市功能相同产品做阳性对照，验证和评估人工椎体在颈椎前路椎体切除术后重建治疗中的安全性和有效性。该研究共纳入 44 例受试者。

1. 分析思路

（1）分析内容：该研究以 JOA 评分作为主要疗效指标，收集了术前、术后 3 个月及术后 6 个月的 JOA 评分数据，并根据 JOA 评分改善情况计算优良率。

（2）确定分析方法：①各次访视 JOA 评分为计量资料，因此应选用计量资料分析方法，根据数据的正态性和方差齐性，选择成组 t 检验或 Wilcoxon 秩和检验进行分析。②优良率为等级资料，分为"优""良""不理想" 3 个等级，因此在统计描述的时候可以按照分类资料进行描述，列出频数和构成比，而统计推断应按照等级资料进行 Wilcoxon 秩和检验。

2. 统计方法的描述

（1）一般统计原则：①所有的统计检验均采用双侧检验，$P \leqslant 0.05$ 将被认为所检验的差别有统计学意义（特别说明的除外）。定量指标的描述将计算总例数、缺失值、均数、标准差、最小值、最大值、中位数。②分类指标的描述用各类的例数及百分数。③对两组一般情况的比较将根据指标的类型采用适当的方法进行分析，定量资料的组间比较采用成组 t 检验或 Wilcoxon 秩和检验，分类数据采用 χ^2 检验或精确概率法，等级资料采用 Wilcoxon 秩和检验。

（2）疗效指标：①按照计量资料对基线（术前）、术后 3 个月及术后 6 个月 JOA 分值与随访期间较基线变化值进行描述，组内前后变化比较采用配对 t 检验 /Wilcoxon 符号秩和检验，组间比较采用 t 检验 /Wilcoxon 秩和检验。②按照计数对术后 3 个月及术后 6 个月优良率进行描述，组间比较采用 Wilcoxon 秩和检验。

3. 结果展示

（1）统计结果如表 2-14 至表 2-17 所示。

表 2-14　基线 JOA 分值

项目	指标	FAS		PPS	
		试验组	对照组	试验组	对照组
JOA	N（缺失值）	22（0）	22（0）	19（0）	21（0）
	均数（SD）	12.41（2.38）	13.36（2.36）	12.37（2.54）	13.48（2.36）
	中位数	13.00	14.00	13.00	14.00
	第 25 百分位数，第 75 百分位数	11.00，14.00	11.00，15.00	11.00，14.00	12.00，15.00
	最小值，最大值	6.00，16.00	8.00，16.00	6.00，16.00	8.00，16.00
	统计量	Wilcoxon 秩和检验	−1.423	Wilcoxon 秩和检验	−1.547
	P	0.155		0.122	

表2-15　术后3个月JOA评分及较基线变化情况

项目	指标	FAS 试验组	FAS 对照组	PPS 试验组	PPS 对照组
术后3个月	N（缺失值）	22（0）	22（0）	19（0）	21（0）
	均数（SD）	14.36（2.13）	15.23（1.95）	14.42（2.19）	15.43（1.75）
	中位数	15.00	16.00	15.00	16.00
	第25百分位数，第75百分位数	13.00，16.00	15.00，17.00	13.00，16.00	15.00，17.00
	最小值，最大值	10.00，17.00	11.00，17.00	10.00，17.00	12.00，17.00
组间比较	统计量	Wilcoxon秩和检验	−1.508	Wilcoxon秩和检验	−1.578
	P	0.132		0.115	
3个月与基线差值	N（缺失值）	22（0）	22（0）	19（0）	21（0）
	均数（SD）	1.95（2.13）	1.86（2.42）	2.05（2.15）	1.95（2.44）
	中位数	2.00	1.00	2.00	1.00
	第25百分位数，第75百分位数	0.00，4.00	1.00，4.00	0.00，4.00	1.00，4.00
	最小值，最大值	−2.00，6.00	−3.00，7.00	−2.00，6.00	−3.00，7.00
组内前后比较	统计量	55.500	88.500	48.000	88.500
	P	< 0.001	< 0.001	< 0.001	< 0.001
前后差值组间比较	统计量	Wilcoxon秩和检验	0.024	Wilcoxon秩和检验	0.110
	P	0.981		0.912	
	95%CI	−1.29，1.48		−1.38，1.58	

注：FAS，组间比较采用Wilcoxon非参数检验，组内前后比较采用Wilcoxon符号秩和检验；两组前后差值比较采用Wilcoxon非参数检验；PPS，组间比较采用Wilcoxon非参数检验，组内前后比较采用Wilcoxon符号秩和检验；两组前后差值比较采用Wilcoxon非参数检验。

表 2-16 术后 3 个月 JOA 评分及较基线变化情况

项目	指标	FAS		PPS	
		试验组	对照组	试验组	对照组
术后 6 个月	N（缺失值）	22（0）	22（0）	19（0）	21（0）
	均数（SD）	15.50（1.79）	16.09（1.44）	15.26（1.82）	16.33（0.91）
	中位数	16.00	16.00	16.00	16.00
	第 25 百分位数， 第 75 百分位数	15.00，17.00	16.00， 17.00	14.00，17.00	16.00， 17.00
	最小值，最大值	11.00，17.00	11.00， 17.00	11.00，17.00	13.00， 17.00
组间比较	统计量	Wilcoxon 秩 和检验	−1.155	Wilcoxon 秩 和检验	−2.119
	P	0.248		0.034	
6 个月与 基线 差值	N（缺失值）	22（0）	22（0）	19（0）	21（0）
	均数（SD）	3.09（1.54）	2.73（2.19）	2.89（1.52）	2.86（2.15）
	中位数	3.00	2.00	3.00	2.00
	第 25 百分位数， 第 75 百分位数	2.00，4.00	1.00，4.00	2.00，4.00	1.00，4.00
	最小值，最大值	1.00，6.00	0.00，8.00	1.00，6.00	0.00，8.00
组内前后 比较	统计量	126.500	105.000	95.000	105.000
	P	< 0.001	< 0.001	< 0.001	< 0.001
前后差值 组间比较	统计量	Wilcoxon 秩 和检验	1.001	Wilcoxon 秩 和检验	0.441
	P	0.317		0.659	
	95%CI	−0.79，1.51		−1.17，1.24	

注：FAS，组间比较采用 Wilcoxon 非参数检验，组内前后比较采用 Wilcoxon 符号秩和检验；两组前后差值比较采用 Wilcoxon 非参数检验；PPS，组间比较采用 Wilcoxon 非参数检验，组内前后比较采用 Wilcoxon 符号秩和检验；两组前后差值比较采用 Wilcoxon 非参数检验。

表 2-17　术后 3 个月 JOA 评分及较基线变化情况

项目	指标	FAS		PPS	
		试验组	对照组	试验组	对照组
术后 3个月	不理想 n（%）	10（45.45%）	7（31.82%）	8（42.11%）	6（28.57%）
	良 n（%）	7（31.82%）	6（27.27%）	7（36.84%）	6（28.57%）
	优 n（%）	5（22.73%）	9（40.91%）	4（21.05%）	9（42.86%）
	合计（缺失值）	22（0）	22（0）	19（0）	21（0）
	统计量	Wilcoxon 秩和检验	1.608	Wilcoxon 秩和检验	1.760
	P	0.205		0.185	
术后 6个月	不理想 n（%）	4（18.18%）	3（13.64%）	4（21.05%）	2（9.52%）
	良 n（%）	9（40.91%）	5（22.73%）	9（47.37%）	5（23.81%）
	优 n（%）	9（40.91%）	14（63.64%）	6（31.58%）	14（66.67%）
	合计（缺失值）	22（0）	22（0）	19（0）	21（0）
	统计量	Wilcoxon 秩和检验	2.348	Wilcoxon 秩和检验	4.961
	P	0.125		0.026	

（2）统计结论：①基线 JOA 评分组间差异无统计学意义。②各组术后 3 个月及术后 6 个月 JOA 评分与基线比较均有统计学意义，可以认为术后 JOA 评分较术前提高。③术后 3 个月及术后 6 个月较基线前后变化组间比较均无统计学意义，尚不能认为对照组和试验组手术前后变化情况不同。④术后 3 个月神经功能优良率间比较无统计学意义，尚不能认为两组术后髋关节功能不同，但术后 6 个月 PPS 组间比较有统计学差异，FAS 人群无统计学意义。

第 4 节 多因素分析

多因素分析是一类方法，主要是通过建立回归模型来说明研究因素（因变量）随影响因素（自变量）的变化而变化的规律。在本节中，我们将介绍最为常用的 3 种回归模型，即多重线性回归、Logistic 回归及 Cox 回归（表 2-18）。

表 2-18 统计模型的主要类型

观察单位	因变量类型	模型
以受试者为最小观察单位	连续型数据	多重回归
	二分类数据	Logistic 回归
	生存数据	Cox 回归
	计数资料	Possion 回归
以访视为最小观察单位	连续型数据、二分类数据、生存数据、计数资料	多水平模型（也称为随机效应模型或混合模型）或广义估计方程（GEE）

一、回归模型的用途

尽管多重回归模型有多种类型，所能够处理的因变量类型也各有不同，但多重回归的用途可以大致划分为以下 4 类。

（1）探索影响因素：利用统计模型，可以同时纳入多个潜在的影响因素，从而可以在考虑其他因素作用的情况下研究各个影响因素的作用。例如，一项降压治疗的临床研究中除研究干预以外还纳入了受试者的年龄、体重及基线血压情况等指标，通过构造回归模型分析哪些因素会对治疗前后血压的变化值起作用。

（2）比较影响因素的大小：对于自变量二分类变量的情况，如果各自变量赋值方法相同（即变量等间距赋值，如 0 ~ 1、1 ~ 2 等），可以直接将回归系数的大小与其效应的大小进行比较；对于自变量为连续型变量的情况，可以对数据进行标准化变换：（观察值 − 均数）/ 标准差，将不同变量的变化尺度统一后，比较回归系数的大小，此时的回归系数被称为标准化回归系数。

（3）调整混杂因素：多因素模型可以将可能的影响因素纳入模型，纳入的因素并不一定必须有统计学意义，可以从专业角度判断是否会对研究因素造成影响，进而分析在考虑这些影响因素作用的情况下研究效应的大小。例如，在真实世界研究中通常都会在模型中纳入中心因素以控制潜在的中心效应，而不单纯考虑其是否有统计学意义。

（4）利用模型进行预测：模型构造完成后，可以利用回归方程通过设定各自变量的值计算因变量的预测值。但是需要注意的是，预测模型对样本代表性有严格的要求，且医学研究中影响因素较多，无法将所有的因素纳入模型，所以在研究中通常不用回归模型进行预测。

二、构建回归模型的基本过程

虽然不同模型的参数估计方法不尽相同，如线性模型一般采用最小二乘法而 Logistic 回归采用最大似然法。但随着计算机的应用，参数估计均通过软件实现，因此我们可以简单地将模型的构建过程概括为以下步骤。

（1）根据研究设计和因变量类型选择适当的回归模型。

（2）确定需要纳入的自变量并拟合模型，根据模型拟合的结果选择需要保留在模型中的自变量：如果是以探索影响因素为目的，通常保留有统计学意义的自变量；如果以控制影响因素为目的，则应根据专业背景选择将哪些自变量保存在模型中，当然在实际分析中通常两者兼顾。

（3）根据（2）的结果重新构建模型，观察模型的系数，确定其具有一定的实际意义。如果发现变量系数不便于临床解释，可以根据实际情况考虑对自变量进行适当的变换，尽可能保证分析结果在统计学上的合理性和临床的实用性。

（4）根据（2）和（3）的结果拟合最终模型，多模型进行诊断保证模型整体上的合理性，并计算模型的回归系数，回归系数的意义为控制其他影响因素（即纳入模型的自变量后）中某个因素的效应。不同的模型系数经过一定的变换后可以转化为对临床有解释意义的指标（表 2-19）。

表 2-19　回归模型

模型	因变量类型	系数可以转化的指标
多重线性回归	连续型数据	斜率
Logistic 回归	二分类数据	OR
Cox 回归	生存数据	HR

三、应用模型需要注意的问题

1. 模型应用条件

不同的模型应用范围和拟合方法不完全相同，因此拟合模型过程中的假设条件也不完全相同，但一般而言，常用模型通常要求自变量和因变量之间呈线性变化关系，具有样本独立性和等方差性。

2. 自变量形式的选择

一般而言，构造统计模型的最终目的是对模型参数（系数）进行估计，再将系数转换成临床可以解释的指标，因此结果的解释很大程度上受自变量的赋值形式影响。

（1）连续型变量：以血压为例，血压单位为 mmHg，而实际应用中，血压上升或下降 1 mmHg 通常没有临床意义。因此在构造模型时，可以根据实际情况将连续型变量转化为等级变量，但是需要注意的是，这种变换会造成信息的丢失，因此数据的变换必须要有充分的理由。

（2）等级变量：以高血压分级为例，高血压从 1 级变化到 2 级和从 2 级变化到 3 级所代表的临床意义并不相同，而等级资料通常假定相邻等级之间的差异相同。因此在实际应用中可以考虑将等级数据转变成哑变量。

（3）多分类变量：对于多分类数据，不同类别之间通常没有大小之分，因此在分类时不能将其取值直接代入模型，需要先转变成哑变量再进行分析。

3. 哑变量的设置

为了解释临床结果的需要，有时需要将多分类数据或等级数据转变为哑变量。最常用的哑变量的转换方法是将一个包含 n 个分类的变量转变成 $n-1$ 个（0，1）变量，每个哑变量代表对应的类与对照类的比较。以高血压分级为例（表 2-20）：

步骤 1：高血压分级通常有 3 个水平（Ⅰ级、Ⅱ级和Ⅲ级），选择高血压Ⅰ级作为参考值。

步骤 2：设置两个哑变量，var1 和 var2 分别代表高血压分级Ⅱ级和Ⅲ级。

步骤 3：按照表 2-20 设置 var1 和 var2 的取值。

表 2-20　哑变量的设置（以高血压为例）

血压分级	原变量赋值	哑变量赋值	
		var1	var2
Ⅰ级	1	0	0
Ⅱ级	2	1	0
Ⅲ级	3	0	1

可见，两个哑变量不能同时取1，var1和var2都取0时代表高血压
Ⅰ级，即对照。将两个哑变量纳入回归模型，通过对两个变量系数的估计
可以实现组间的比较。具体有：① var1 的系数，高血压Ⅱ级与高血压Ⅰ级
的比较。② var2 的系数，高血压Ⅲ级与高血压Ⅰ级的比较。

4. 模型的构造过程

对于模型的构造应首要考虑研究目的。在前面已经提到，如果以影响
因素筛选为主要研究目的，应尽可能多的将影响因素纳入到模型中，从中
筛选有统计学意义的因素；而如果需要对影响因素进行控制，则可以根据
专业背景判断需要将哪些因素强制纳入模型。

常用的因素筛选方法有前进法、后退法及逐步法。我们比较推荐后退
法，因为后退法是首先将所有因素纳入模型，在整体考虑因素间相互影响
的前提下，逐个剔除没有意义的影响因素。

当然，并不建议盲目地将所有因素直接纳入到模型中，当模型中的自
变量达到一定数量后，再继续增加自变量往往并不能对模型有太多改进。
我们建议先从单因素开始对每个自变量和因变量的关系进行初步分析，并
结合专业背景对是否将该因素纳入模型做出判断。

四、常用回归模型（多因素分析）简介

（一）多重线性回归

1. 回归模型

多重线性回归用于因变量为连续型变量时的多因素分析，如分析糖尿
病患者的血糖变化受胰岛素、糖化血红蛋白、血清总胆固醇及甘油三脂等
多种生化指标影响的变化关系。模型的一般形式为：

$$y=b_0+b_1x_1+b_2x_2+\cdots+b_nx_n$$

其中：

- y 为因变量。

- x_1，x_2，$\cdots$，x_n 为因变量，可以是连续型变量、二分类变量、多分类变量或等级变量等。

- b_1，b_2，$\cdots$，b_n 为回归系数，b_0 为截距项。

从模型可以看出，因变量与自变量间呈线性变化关系，回归系数 b 为各自变量的斜率。

2. 模型应用条件

（1）线性（line，L）：因变量与自变量之间具有线性关系。

（2）独立（independent，I）：各例观测值，即因变量取值相互独立。

（3）正态（normal，N）：因变量服从正态分布。

（4）等方差（equal，E）：对于任意一组自变量值，因变量具有相同方差。

一般而言，正态性、线性和独立性往往通过专业知识和研究背景进行判断，对于一些特定的数据，如抗体滴度和基因表达水平等根据经验可以明确判断为右偏的数据可以进行对数变换。另外，在实际应用中，等方差性一般要比正态性重要，特别是在大样本的情况下。

3. 多重线性回归分析过程

步骤1：根据研究目的确定模型需要回答的问题，选择需要进行分析的变量。

步骤2：通过单因素分析初步判断因变量和自变量的关系。对于分类变量和等级资料可以计算自变量各分类/水平中因变量的均值来观察因变量是否存在差异，同时也可以初步观察方差的齐性。因变量为连续型变量的情况可以通过相关系数或绘制散点图观察自变量和因变量之间的关系。一般而言，单因素分析并不一定要求必须有统计学意义才会纳入模型，单因素的意义在于初步观察因变量随自变量的变化趋势，对于自变量的选择应以专业背景为首要出发点。

步骤3：构建模型，基本过程参考上述"构建回归模型的基本过程"部分。回顾性研究和横断面研究为了探索潜在影响因素和控制混杂，需要对影响因素进行筛选，并根据需要构造多个不同的模型以验证分析结果的稳定性；对于队列研究和随机对照研究等前瞻性研究，模型通常用于分析交互效应和控制其他因素的影响。

4. 模型结果的解释

多重线性回归的主要结果为各自变量的系数：①连续型/等级变量：连续型/等级变量为控制其他因素后，该因素升高或降低一个单位因变量的变化值。需要注意的是，多数回归模型需要假定自变量和因变量呈直线关系，这本身具有一定的局限性，即模型的系数仅能够反映因变量随自变量的变化情况。以收缩压为例，SBP 在 120～130 mmHg 的变动一般并不特别重要，因为此时并不足以诊断高血压；而在 180～190 mmHg 以上同样大小的变动往往更能引起临床的重视，因为此时已经是重度高血压，需要对血压的波动保持关注，但统计模型并不能反映这种差异，而认为在 120～130 mmHg 范围内的变化值和 180～190 mmHg 内同样大小的变化值意义相同。②二分类变量：二分类变量的系数反映了控制其他影响因素后，该变量两个水平因变量均值的差。实际上，如果模型中只有一个二分类变量的话，线性回归模型和方差分析及 t 检验是等价的。另外，如果该自变量比较重要，例如，队列中代表是否暴露的变量，通常还会计算最小二乘均数，即调整其他影响因素后因变量在各组的平均值。③多分类变量：回归模型中的多分类变量常变换为哑变量进行处理，即按照前面介绍过的哑变量设置方法，将一个多分类变量的 n 个类转变成 $n-1$ 个取值为（0，1）的哑变量。每个哑变量的解释为控制其他因素的影响后该组与对照组的因变量均值的差。

（二）Logistic 回归

Logistic 回归用于因变量为分类变量时的多因素分析，如分析产妇年龄、是否早产及孕期营养等因素对新生儿低出生体重的影响。因变量一般以二分类变量为主，而多分类变量的 Logistic 回归在实际应用中相对较少。

1. Logistic 回归的用途

Logistic 回归是一个概率模型，除了回归模型常规的用途外，还可以用于判别分析、构造联合诊断指标、倾向性评分的计算及效量计算，如半数致死量等方面。

2. 回归模型

Logistic 回归模型的一般形式为：

$$\ln[P/(1-P)]=b_0+b_{1\times 1}+b_{2\times 2}+\cdots+b_{n\times n}$$

其中：

- P 为研究结局发生的比例，即 $\Pr(y=1)$。

- $\ln[P/(1-P)]$ 又称为 Logit 变换，即 Logit（P），其意义在于 P 是一个概率，其范围仅能在 0 ~ 1，而 Logit（P）可以取任意值。

- x_1，x_2，$\cdots$，x_n 为因变量，可以是连续型变量、二分类变量、多分类变量或等级变量等；

- b_1，b_2，$\cdots$，b_n 为回归系数，b_0 为截距项，通过指数变换可以将回归系数转换成 OR 值，即 $OR_i=\exp(b_i)$。

从模型可以看出，Logistic 回归与多重线性回归的主要差别在模型的左侧：多重线性回归可以直接将因变量 y 放在模型左侧，而 Logistic 回归需要进行 Logit 变换。另外，两者的差别也体现在参数估计方法上，多重线性回归采用最小二乘法计算模型参数，而 Logistic 回归通过最大似然法计算。

3. 模型应用条件

（1）自变量应与 Logit（P）具有线性关系。

（2）样本具有独立性，即各观察对象间相互独立。

（3）足够的样本量，Logistic 回归是一种基于大样本的统计方法，当样本量较小时，其结果通常不稳定。实际上，对于 Logistic 回归而言，研究的事件数（y=1）较总样本数更为重要。一般在实际应用中，建议无论事件的发生率 Pr（y=1）如何，为了保证模型结果的稳定性，至少应该保证事件数为模型中变量总数的 10 倍，例如，一项病例对照研究收集了 1000 例研究对象，其中病例为 300 例，另外 700 例为对照，那么该研究的 Logistic 回归模型中最多不能超过 30 个变量。当然，这种方法仅是大概的估计，对于前瞻性研究一般需要更精确的计算样本量，具体计算方法详见相关章节内容。

4. Logistic 回归分析过程

步骤 1：根据研究目的确定模型需要回答的问题，选择需要进行分析的变量。

步骤 2：通过单因素分析初步判断因变量和自变量的关系。对于分类变量和等级资料可以计算各分类 / 水平研究事件的发生比例；对于连续型变量，一般可以将自变量化为几个等级来观察各等级内研究事件的发生情况。

需要特别注意的是，并不是一定需要将连续型变量转变为等级资料，尽管前面我们反复提到这种转换，但我们并不推荐盲目进行这种变换，所有数据的处理都要以实际应用为出发点。实际上，如果用步骤 2 中的方法可以初步判定自变量与 Logit（P）呈线性关系，将连续型变量不做处理直接纳入模型可以尽可能多的利用样本信息。统计模型的构造往往需要权衡临床解释和模型效率，既不能因盲目分析而忽略了潜在的临床意义，也不能放弃统计学原则而将分析变成数字游戏。

步骤 3：构建模型，基本过程参考上述 "构建回归模型的基本过程" 部分。与多重线性回归相似，最终模型的构造要充分考虑研究设计的类型和需要解决的统计学问题。

5. 模型结果的解释

Logistic 回归模型的主要结果为各自变量的回归系数，通过以 e 为底的指数变换，可将模型系数转变为 OR：① $OR=1$ 说明自变量与因变量无关。② $OR > 1$ 说明自变量对研究事件的发生有促进作用，如果研究事件为发病或恶化等比较负面的事件，$OR > 1$ 说明该自变量为危险因素；如果研究事件是病情好转或痊愈等正面的事件，$OR > 1$ 说明该自变量为保护因素。③ $OR < 1$ 说明自变量对研究事件的发生有降低作用。

需要注意的是，对于队列研究的分析，Logistic 回归计算的 OR 值与病例对照研究计算的 OR 值并无差别，均为优势比。其原因在于，虽然两种设计的因果方向不同，但是可以通过公式推导证明，病例组和对照组暴露这一事件的优势比等于暴露组和非暴露组发病这一事件的优势比 [方程乾主编的《卫生统计学（第五版）》第 344 页]。所以，无论回顾性研究或前瞻性研究都可以将 OR 值作为评价指标。

不同数据类型的自变量的 OR 值解释略有不同：①二分类变量：控制其他影响因素后两组的优势比，即暴露组的发病优势和非暴露组发病优势的比值。②多分类变量：回归模型中的多分类变量常变换为哑变量进行处理，将一个多分类变量的 n 个类转变成 $n-1$ 个取值为（0，1）的哑变量。每个哑变量的解释为控制其他因素的影响后该组与对照组的优势比。③连续型 / 等级变量：即控制其他因素后，该因素升高或降低一个单位因变量优势比的变化倍数。例如，一个连续型变量的 OR 值为 k，则当该自变量升高 2 个单位时 OR 值为 $k×k=k^2$，当该自变量升高 3 个单位时 OR 值为 k^3。

（三）Cox 回归

1. 回归模型

Cox 比例风险模型主要用于生存资料的多因素分析，例如，肿瘤临床试验中分析肿瘤病理分型、有无淋巴结转移及患者年龄等因素对术后生存情况的影响。Cox 回归模型的一般形式为：

$$\ln[h(t, x)/h_0(t)]=b_1x_1+b_2x_2+\cdots+b_nx_n$$

其中：

- $h(t, x)$ 为 t 时刻的风险函数，表示 t 时刻发生终点事件的概率，即 t 时刻的风险。

- $h_0(t)$ 为基线时（0 时刻）的风险函数，表示所有自变量都为 0 时，t 时刻的风险。

- $h(t)/h_0(t)$ 为风险比。

- $x_1, x_2, \cdots, x_n$ 为因变量，可以是连续型变量、二分类变量、多分类变量或等级变量等。

- $b_1, b_2, \cdots, b_n$ 为回归系数。

从模型可以发现，Cox 回归没有截距项，而是通过变换将其整理到因变量 $\ln[h(t)/h_0(t)]$ 中。

Cox 回归属于半参数模型，这是因为 $h_0(t)$ 不要求生存时间数据服从一定的分布，有非参数的特点，而模型右侧又具有参数模型的形式。Cox 回归的重点在于把握回归系数的意义，通过指数变换可以将回归系数转换为 HR，表示暴露组发生终点事件的风险与未暴露组发生终点事件的风险的比值。

2. 模型应用条件

相比其他生存数据分析方法，Cox 回归最显著的优势是不要求生存时间数据服从一定的分布，仅需满足等比例风险假设，即风险比 $h(t)/h_0(t)$ 的大小与时间 t 无关，也就是说危险因素对生存的影响不随时间的变化而改变。

3. Cox 回归分析过程

步骤1：根据研究目的确定模型需要回答的问题，选择需要进行分析的变量。

步骤2：通过描绘生存曲线初步判断因变量与自变量间的关系和模型适用条件是否满足。对于分类变量和等级资料可以绘制各分类/水平的生存曲线，以观察各组的生存过程；对于连续型变量的情况，一般可以将自变量化为几个等级来观察各等级的生存曲线。

步骤3：构建模型，基本过程参考上述"构建回归模型的基本过程"部分。

4. 模型结果的解释

Cox 回归模型的解释与 Logistic 回归非常相似，也是关注各自变量的回归系数。通过以 e 为底的指数变换，可将模型系数转变为 HR：① $HR=1$ 说明自变量与终点事件无关。② $HR > 1$ 说明自变量对终点事件的发生有促进作用，如果终点事件为发病或恶化等比较负面的事件，$HR > 1$ 说明该自变量为危险因素；如果终点事件是病情好转或痊愈等正面的事件，$HR > 1$ 说明该自变量为保护因素。③ $HR < 1$ 说明自变量对终点事件的发生有降低阻碍作用。

需要注意的是 HR 是一个类似于相对危险度（relative risk，RR）的指标，也是两个率的比值。不同数据类型的自变量 HR 的解释：①二分类变量：控制其他影响因素后两组的风险比，即暴露组的风险函数 $h(t, x=1)$ 和非暴露组风险函数 $h(t, x=0)$ 的比值。②多分类变量：回归模型中的多分类变量常变换为哑变量进行处理，将一个多分类变量的 n 个类转变成 $n-1$ 个取值为（0，1）的哑变量。每个哑变量的解释为控制其他因素的影响后该组与对照组的风险比。③连续型/等级变量：即控制其他因素后，该因素升高或降低一个单位风险比的变化倍数。例如，一个连续型变量的 HR 值为 k，则当该自变量升高 2 个单位时 HR 值为 $k \times k = k^2$，当该自变量升高 3 个单位时 HR 值为 k^3。

五、多因素分析应用实例

（1）研究题目：注射用培美曲塞二钠单药二线治疗晚期非小细胞肺癌的临床试验

（2）研究简介：该研究为某药厂注射用培美曲塞二钠的Ⅲ期临床试验，设计类型为随机对照研究，采用多西他赛作为阳性对照。研究目的是评价培美曲塞二钠单药二线治疗晚期非小细胞肺癌的有效性、安全性。试验组和对照组共纳入 240 例。主要疗效指标为无进展生存期（progression free survival，PFS），次要疗效指标为总生存期（overall survival，OS）。

（3）疗效评价指标：①PFS：自化疗开始至病变进展（progressive disease，PD）的存活时间，即化疗开始至肿瘤目标病灶最长径之和增加≥20%或出现新病灶的时间。②临床获益率：按实体肿瘤的疗效评价标准（response evaluation criteria in solid tumors，RECIST），总疗效评价完全缓解（CR）＋部分缓解（PR）＋疾病稳定（SD）（%）的比例。③生活质量：按KPS评分。

（4）统计分析思路：该研究是一项随机对照临床试验，因此多因素分析的主要目的是控制潜在的混杂因素。研究共有 3 个观察指标，根据数据类型选择多因素分析方法（表 2-21）。

表 2-21　因素分析方法的选择

观察指标	数据类型	模型选择
PFS	生存数据	Cox 回归
临床获益率	二分类数据	Logistic 回归
KPS 评分	连续型数据	多重线性会议

（5）统计方法的描述

1）无进展生存时间：①主要疗效评价对 FAS、PPS 进行。②描述两组终点事件（病变进展）和删失频数及百分比，采用 Kaplan-Meier 法估计两组的中位生存时间，两组生存曲线的比较采用 Log-rank 检验。③构建 Cox 比例风险模型，纳入分组和中心效应，对试验组相对于对照组的风险比例进行检验，并计算其 95%CI。

假设检验和统计推断：

H_0：试验组相对于对照组的风险相同。

H_1：试验组相对于对照组的风险不同。

统计模型：

$$\ln\left[\frac{\lambda(t)}{\lambda_0(t)}\right] = a + treatment\, x_1 + center\, x_2$$

模型中，以对照组为比较基准，*treatment* 为处理因素，分为试验组和对照组，*center* 为研究中心。

中心若实际收集病例数量较少，则应适当合并。

2）临床获益率：构建 Logistic 回归模型，纳入分组和中心效应，对试验组相对于对照组的 *OR* 值进行检验，并计算其 95%CI。

按 RECIST 标准：

$$临床获益率 = CR + PR + SD（\%）$$

假设检验和统计推断：

H_0：试验组和对照组临床获益相同。

H_1：试验组和对照组临床获益不同。

统计模型：

$$\ln\left[\frac{P}{1-P}\right] = a + treatment\ x_1 + center\ x_2$$

模型中，以对照组为比较基准，*treatment* 为处理因素，分为试验组和对照组，*center* 为研究中心。

如果评价时间点数据缺失，则用前一次评价结果作为该时间点评价结果；如果患者未完成任何疗效评价，则默认为未缓解。

3）生活质量（KPS 评分）：构建多重线性模型，纳入基线 KPS 评分、分组和中心效应，对分组因素系数（组间差异）进行检验，并计算 $95\%CI$。

H_0：试验组和对照组 KPS 评分相同。

H_1：试验组和对照组 KPS 评分不同。

统计模型：

$$KPS = a + baseline + treatment\ x_1 + center\ x_2$$

模型中，以对照组为比较基准，*baseline* 为基线 KPS 评分，*treatment* 为处理因素，分为试验组和对照组，*center* 为研究中心。

（6）结果解释

1）无进展生存时间如表 2-22 所示。

表 2-22　无进展生存时间

项目	指标	FAS		PPS	
		试验组	对照组	试验组	对照组
无进展 生存时间	N（缺失值）	117（0）	117（0）	109（0）	110（0）
	终点事件（%）	103（88.03%）	103（88.03%）	98（89.91%）	98（89.09%）
	删失（%）	14（11.97%）	14（11.97%）	11（10.09%）	12（10.91%）
	中位生存时间	112.00	86.00	111.00	86.00
	95%CI	85.00，150.00	56.00，96.00	84.00，140.00	54.00，96.00
	第25百分位数，第75百分位数	47.00，257.00	42.00，192.00	47.00，257.00	42.00，160.00
	Log-rank 检验	1.929		3.000	
	P	0.165		0.083	
Cox 回归	HR	0.81		0.80	
	95%CI	0.61，1.07		0.60，1.07	
	Wald 卡方值	2.135		2.227	
	P	0.144		0.136	

采用 Log-rank 检验对两组无进展生存时间（图 2-4）进行比较，两组差异无统计学意义，尚不能认为两组 PFS 生存曲线不一致。

将中心及分组作为因变量构造 Cox 比例风险模型，FAS 人群组别 HR 为 0.81，PPS 人群 HR 为 0.80，均无统计学意义，95%CI 包含 1，尚不能认为试验组的进展风险低于对照组。

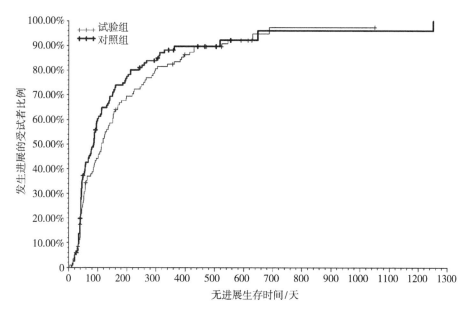

图2-4 FAS人群无进展生存时间风险曲线

2）临床获益率

采用χ^2检验对两组获益率比较，差异无统计学意义，尚不能认为两组
获益率一致，详见表2-23。

表2-23 临床获益率

项目	指标	FAS		PPS	
		试验组	对照组	试验组	对照组
临床获益率	未获益 n（%）	50（42.74%）	60（51.28%）	45（41.28%）	57（51.82%）
	获益 n（%）	67（57.26%）	57（48.72%）	64（58.72%）	53（48.18%）
	合计（缺失值）	117（0）	117（0）	109（0）	110（0）
	统计量	χ^2检验	1.716	χ^2检验	2.441
	P	0.190		0.118	

构造 Logistic 回归模型，将中心及分组作为因变量纳入模型，中心效应和分组效应均无统计学意义，尚不能认为中心和分组对临床获益有影响，详见表 2-24。

表 2-24 临床获益率 Logistic 回归分析

项目	FAS		PPS	
	Wald 卡方值	P	Wald 卡方值	P
中心	5.902	0.969	5.606	0.975
分组	2.099	0.147	2.639	0.104

FAS 人群组别 OR 为 0.675，PPS 人群 OR 为 0.633，均无统计学意义，95%CI 上包含 1，尚不能认为临床获益不同（表 2-25）。

表 2-25 组间临床获益率 OR 值

项目	FAS		PPS	
	OR	95%CI	OR	95%CI
组别	0.675	0.396，1.149	0.633	0.365，1.099

3）生活质量（KPS 评分）

采用 Wilcoxon 秩和检验对两组 KPS 评分比较，差异无统计学意义，尚不能认为两组 KPS 评分一致（表 2-26）。

表 2-26　KPS 评分

项目	指标	FAS		PPS	
		试验组	对照组	试验组	对照组
KPS	N（缺失值）	19（98）	8（109）	18（91）	8（102）
	均数（SD）	84.21（6.92）	86.25（5.18）	83.89（6.98）	86.25（5.18）
	中位数	90.00	90.00	85.00	90.00
	第 25 百分位数，第 75 百分位数	80.00，90.00	80.00，90.00	80.00，90.00	80.00，90.00
	最小值，最大值	70.00，90.00	80.00，90.00	70.00，90.00	80.00，90.00
	统计量	Wilcoxon 秩和检验	0.602	Wilcoxon 秩和检验	0.720
	P	0.547		0.472	

构造多重线性回归模型，将基线 KPS、中心及分组作为因变量纳入模型，基线 KPS、中心效应和分组效应均无统计学意义，尚不能认为基线 KPS、中心和分组对 KPS 评分有影响（表 2-27）。

表 2-27　KPS 评分多重线性回归分析

项目	FAS		PPS	
	统计量 F	P	统计量 F	P
基线 KPS	3.69	0.072	3.50	0.080
两组间比较	1.27	0.276	1.36	0.260
中心	1.24	0.335	1.15	0.384

FAS 人群分组模型参数为 –3.215，PPS 人群为 –3.468，均无统计学意义，95%CI 包含 0，尚不能认为组间 KPS 评分不同（表 2-28）。

表 2-28　KPS 评分多重线性回归模型参数

项目	FAS		PPS	
	参数	95%CI	参数	95%CI
基线	0.330	−0.032，0.691	0.328	−0.044，0.700
分组	−3.215	−9.247，2.816	−3.468	−9.763，2.826

注：中心模型参数略。

第 5 节　倾向性评分

一、倾向性评分的概念

倾向性评分（propensity score，PS）主要用于处理研究中重要的影响因素在组间分布不均衡的问题，对观察性研究的混杂因素进行类似随机化的均衡处理，减少选择偏倚。简单地说，倾向性评分就是将多个潜在的混杂因素用一个得分来表示，根据这个得分可以进行不同组间观察对象的匹配、分层、加权或作为协变量进行分析。

倾向性评分定义：一个受试者（i），在特定协变量条件下（如受试者的基线指标 $X_i=\{x_{i1}, x_{i2}, x_{i3}\}$，其中年龄为 x_{i1}，性别为 x_{i2}，体重为 x_{i3}），暴露于某个因素（Z）的条件概率 $PS_i=\Pr(Z_i=1 \mid X_i)$。由其定义可以看出，无论是否暴露，倾向性评分相近的受试者通常具有相近的特征，即倾向性评分相同的受试者的协变量分布相同。

在大样本的情况下，经过倾向性评分值调整的组间个体，除了暴露因素和结局变量分布不同外，其他协变量应当均衡可比，相当于进行了"事后随机化"，使观察性数据达到"接近随机分配数据"的效果。

二、倾向性评分的计算

广义的看，随机对照试验中随机化也可以视为一种倾向性评分，受试者分配的组别与受试者自身特征和潜在的影响因素无关，受试者以均等概率进入试验组和对照组，即所有的受试者倾向性评分均为 Pr（Z_i=1）=0.5。而在观察性研究中，则需要通过各种已知变量来估计每例受试者的倾向性评分。目前最常用的估计倾向性评分估计方法是 Logistic 回归，将是否暴露（或干预组）作为因变量，自变量纳入对研究结局有影响的因素拟合 Logistic 回归模型。上述中的 Logistic 回归模型可以变换为以下形式：

$$\Pr(Z=1)=\frac{e^{b_0+b_1x_1+b_2x_2+\cdots+b_nx_n}}{1+e^{b_0+b_1x_1+b_2x_2+\cdots+b_nx_n}}=\mathrm{PS}$$

将受试者的观察值代入以上公式可以得到每例受试者暴露（或进入干预组）的预测值 Pr（Z_i=1），也就是倾向性评分。

Logistic 回顾是计算倾向性评分最为基础的方法，但并不是唯一方法，很多能够用来预测或分类 / 判别的统计方法都可以用来计算倾向性评分。Bagging 算法、Boosting 算法、基于树的方法、随机森林和神经网络等机器学习的方法已经被证实可以有效地计算倾向性评分。

倾向性评分对潜在影响因素的控制效果取决于是否满足"强可忽略假设"，该假设分为两部分：①暴露因素（研究干预）独立于给定协变量条件下的结局变量，即要求所有影响暴露和结局的因素都被纳入到倾向性评分的计算中。②每一例受试者暴露或非暴露（进入任一干预组）的概率不为 0，即 0 < Pr（Z=1 | X）< 1。其中假设①是倾向性评分最为关键的假设，由于假设①同时也是多因素分析的前提条件之一，因此倾向性评分的假设条件并不比多因素分析更严格。当强可忽略假设成立时，通过倾向性评分可以得到干预效应的无偏估计。

三、倾向性评分的变量选择

根据协变量与暴露因素（或研究干预）和结局变量的关系，可以将协变量分为 3 类：①混杂因素，即与暴露和结局均相关的协变量。②只和结局相关，而与暴露无关的协变量。③只和暴露相关，而与结局无关的协变量。根据 Brookhart 等的模拟研究，将混杂因素纳入模型，可以有效地降低暴露因素效应估计的偏倚，同时暴露因素效应估计精度较高（方差较小）。纳入第②类变量可以提高暴露因素效应量估计的精度，同时不会增加偏倚；纳入第③类变量会降低暴露因素效应估计的精度（方差较大），同时不会降低偏倚。因此综合考虑以上情况，构建倾向性评分模型时应纳入所有与研究结局相关的变量，即第①类和第②类变量。同时以上结论也提示，当重要的混杂因素未知或无法获取时，倾向性评分的应用将受到局限。

值得注意的是，仅采用逐步回归或后退法等模型筛选的方法来决定纳入模型的变量并不可取。以暴露因素为因变量进行模型筛选可能会忽略与暴露无关而与结局相关的变量，即第②类变量；而以结局变量作为因变量进行模型筛选可能会排除掉部分与结局变量呈强相关而与暴露因素呈弱相关的混杂因素，从而影响倾向性评分的性能。因此在实践中应根据学科专业背景，同时结合单因素的描述性统计和多因素分析的结果综合考虑纳入倾向性评分模型的变量，避免遗漏重要的混杂因素或纳入大量与研究结局不相关的变量。

另外，模型拟合优度对评估倾向性评分的模型有一定作用，但不能仅依靠模型的拟合优度的好坏来评估倾向性评分模型。Logistic 回归模型中常用 ROC 曲线下面积（C 值）来评估模型的预测效果，但只采用 C 值来评估倾向性评分模型则比较片面。例如，在实际应用中，如果倾向性评分模型的 C 值过低，则提示模型有可能遗漏了一些比较重要的混杂因素。但另一方面，C 值较低并不绝对代表倾向性评分模型无效，不妨考虑一个极端情况，即所有的协变量都与结局呈强相关而与暴露呈弱相关，则此时模型 C 值可能不会太高，但该模型涵盖了所有与结局相关的变量，倾向性评分对混杂因素能够达到较好的控制效果。又比如模型的 C 值越高通常认为拟合效果较好，但如果片面的追求较高的 C 值而纳入过多与暴露相关而与结局无关的变量，则可能导致暴露效应估计的精度较低。

四、倾向性评分的使用方法

（1）倾向性评分匹配：通过模型计算每个个体的倾向性得分，从对照组中选出与暴露组倾向性得分相同或相近的个体进行配对，以达到均衡混杂因素的作用。倾向性评分匹配时，可以根据数据特点设定不同的匹配原则来获得适当的匹配样本。主要的匹配原则：①无放回或有放回匹配：无放回匹配是指每例未暴露受试者匹配到暴露受试者后即退出匹配过程，每例未暴露受试者严格对应 1 例暴露受试者；放回匹配是指未暴露受试者可以重复利用，1 例未暴露受试者可能对应多个暴露受试者。目前在应用中以无放回匹配较为多见。②贪婪匹配或最优匹配：贪婪匹配是指为每例未暴露受试者随机匹配倾向性评分最接近的暴露受试者，直至所有暴露受试者都匹配成功或剩余暴露受试者无法匹配；最优匹配是通过运筹学方法，使得匹配成功的每对受试者倾向性评分之差的总和最小。Gu 等的模拟研究显示两者的匹配效果相近。③是否设定匹配界值（也称为卡钳，Caliper）：设定匹配界值时，只有当暴露受试者与非暴露受试者倾向性评分之差小于界值时方可进行匹配。如果不设定界值，则单纯的选择最近邻近的受试者进行匹配，而不考虑两者评分差值。关于界值的大小目前尚无统一的标准，在实践中通常取 0.01 ~ 0.03，也可以按照两组倾向性得分标准差的 20% 设置界值。界值越小，匹配的难度越大。

需要注意，由于倾向性评分匹配后的每对样本具有相近的倾向性评分，两者协变量来源于相同的多元分布，而这些协变量又与结局相关，因此每对受试者的解决存在一定相关性。因此在分析时应考虑采用配对样本的统计方法，例如，配对 t 检验、符号秩和检验、McNemar 检验等。Austin 等通过模拟研究证实，采用配对样本的分析方法对样本方差的估计更为准确。

（2）倾向性评分分层：根据样本倾向性评分的分布情况设定界值，将倾向性评分转变为等级资料，并按此等级作为分层因素。按照倾向性评分分层使各层内暴露组和未暴露组的协变量分布相近。一般而言，划分的层数越多对混杂因素的控制效果越好。一种常见的划分方式是按照分位数（P20、P40、P60 和 P80）将受试者人数均分为 5 层。

在大样本下，每一层可以视为"类随机化样本"，并采用 Meta 分析的方法将各层暴露效应赋予权重后相加来估计合并的暴露效应，最常用的权重确定方法是依据各层样本占总样本量的比例。

（3）倾向性评分加权：采用倾向性评分为每例受试者加权，从而构造一个虚拟样本，其中协变量的分布与暴露因素（或干预因素）无关，从而达到试验控制混杂因素的效果。

最基础的倾向性评分加权方法是逆概率加权（inverse probability of treatment weighting，IPTW）法。IPTW 将权重定义为受试者暴露于其实际组别的概率的倒数，暴露组（$Z=1$）的概率为 $w_{i,\,z=1}=1/PS_i$，非暴露组的概率为 $w_{i,\,z=0}=1/(1-PS_i)$。按照上述权重为每例受试者加权后，即借助常规的统计模型来估计暴露效应。

当倾向性评分过低时，IPTW 的权重有可能不稳定或不准确，Hernan 等提出了一种改进权重的计算方法，称为稳定权重。该方法在原有权重的基础上调整了组别权重，其中暴露组权重为 $w_{i,\,z=1}=Pe/PS_i$，非暴露组的权重为 $w_{i,\,z=0}=(1-Pe)/(1-PS_i)$，其中 Pe 为暴露组占全人群的比例。

（4）作为协变量纳入模型：除了上述两种方法外，还可以直接将倾向性评分纳入回归模型，并可以根据实际情况加入或排除其他混杂因素。

在实际应用中，以倾向性评分匹配最为常用。与分层法和协变量法相比，匹配法比分层法可以更大程度地减少偏倚，且可以更为直观的比较组间均衡性。

五、应用倾向性评分的分析过程

步骤 1：根据专业背景并综合单因素描述性统计和多因素分析模型筛选选择潜在的模型变量，应尽可能全面的将对研究结果有影响的因素纳入模型。

步骤 2：以暴露 / 干预因素为因变量，步骤 1 中筛选出的因素作为自变量构建 Logistic 模型或 Probit 模型。

步骤 3：由全部观察数据拟合模型的参数。

步骤 4：根据模型计算每个观察对象（受试者）的倾向性得分，倾向性得分是一个概率值，取值在 0 ~ 1，表示观察对象（受试者）暴露于某因素（接受某种干预）的概率。

步骤 5：通过倾向性得分对暴露组（*expose*）和非暴露组（*unexpose*）（干预组和对照组）进行匹配或分层来平衡混杂因素在组间的分布。

步骤 6：选择合适的方法来比较匹配或分层前后组间各混杂因素的均衡性，以判断匹配或分层是否达到了均衡混杂因素的目的，均衡性评价是衡量倾向性评分应用效果的重要指标。目前评价倾向性评分匹配均衡性比较常用的方式是标准化差值，其定义为：

$$d = \frac{100 \times \left| \bar{x}_{expose} - \bar{x}_{unexpose} \right|}{\sqrt{\dfrac{S_{expose}^2 + S_{unexpose}^2}{2}}}$$

步骤 7：选择适当的统计方法对匹配或分层后的数据进行分析。需要注意的是，如果采用倾向性得分进行匹配，则匹配后样本具有配对特征，分析时应选择配对设计的统计方法。

六、应用倾向性评分的注意事项

（1）影响因素的筛选：构建倾向性得分的模型时，应尽可能全面地纳入混杂因素。对于重要混杂因素的遗漏往往可能会造成组间的不均衡，从而导致匹配或分层的失效，因此在重要混杂因素未知或无法获取时应谨慎使用倾向性评分方法。比较推荐的方法是纳入所有与研究结局相关的因素，而不考虑该因素与暴露因素的相关性。但同时也应该注意，如果将仅与暴露因素相关的因素纳入模型，不仅不会有助于控制偏倚，反而会降低模型的估计精度。

（2）组间差异的估计方法：采用倾向性评分对样本进行匹配后，模型纳入的因素在暴露组和对照组匹配个体之间均衡分布，个体之间有配对特征，此时暴露组和对照组已经不再是两个独立的样本，因此在比较组间差异时，需要考虑到样本的配对特征。

（3）倾向性评分和多重回归的关系：通过构造多因素模型也可以在一定程度上控制混杂因素。虽然倾向性评分和多因素模型控制混杂因素原理不同，但实际效果并无太大差别，倾向性评分在样本相对较小及结局事件发生率较低的情况下更有优势。在实际分析中，倾向性评分和多因素模型常搭配使用。

图 2-5 表示多因素模型和倾向性评分控制混杂因素的原理：混杂因素既与暴露因素相关，又对结局有影响；倾向性评分是通过均衡暴露组与非暴露组混杂因素的分布而实现组间可比；多因素模型是通过模型控制混杂因素的作用观察暴露与结局的关系。

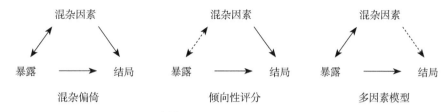

图 2-5　多因素模型和倾向性评分控制混杂因素的原理

七、应用实例

（1）研究题目：比较地加瑞克（Degarelix）和亮丙瑞林（Leuprolide）在 "Real-World Cardiovascular Outcomes Associated with Degarelix vs Leuprolide for Prostate Cancer Treatment（前列腺癌治疗中的心血管事件风险的真实世界研究）"。

（2）研究简介：该研究是一项基于真实世界数据的队列研究，旨在比较地加瑞克和亮丙瑞林在前列腺癌治疗中的心血管事件风险。该研究的数据来源于 OptumLabs 数据仓库（Optumlabs Data Warehouse，OLDW）提供的脱敏数据。OLDW 涵盖了 EHR 数据、医疗保险赔付、实验室检查及美国商业保险和医保计划的参保人员信息。研究人群涵盖了 OLDW 数据中 2008 年 12 月 24 日（地加瑞克获准上市日期）至 2019 年 6 月 30 日期间所有 18 岁以上、有心血管病史、患有前列腺癌并服用地加瑞克或亮丙瑞林的患者。

　　为了使研究结果能够和一项评价地加瑞克和亮丙瑞林在前列腺癌患者中心血管事件风险的临床试验（PRONOUNCE 研究）可比，该真实世界研究的入排标准、评价终点和随访期均与 PRONOUNCE 研究保持一致。为此，在该真实世界研究的数据治理过程中，设定了以下排除标准：①用药前 6 个月内接受雄激素阻断治疗或双侧睾丸切除术。②用药前 30 天发生心肌梗死或卒中的受试者。③用药前 30 天接受经皮冠状动脉介入治疗、冠状动脉旁路移植术、外周动脉血运重建术或颈内血管重建术中任意一项治疗的受试者。经数据治理后，该研究共纳入 7800 例受试者，其中服用地加瑞克

1120 例，服用亮丙瑞林 6680 例。

研究的主要终点为用药 0 ～ 336 天主要心血管不良事件（major adverse cardiovascular event，MACE）。MACE 事件是一个复合终点，定义为发生以下终点事件中的任意一个：全死因死亡、非致命性心肌梗死或非致命性卒中。

（3）分析过程

1）倾向性评分的计算：以地加瑞克 / 亮丙瑞林为因变量建立 Logistic 回归模型，纳入年龄、种族、地区、血清 PSA、eGFR、6 个月内前列腺组织活检、基线合并症（肥胖、COPD 等）、Charlson 合并症指数、6 个月内放疗、6 个月内服用比卡鲁胺、6 个月内伴随用药、住院次数、急诊次数、开始服药年份和所在州作为自变量，模型中不考虑因素间的交互效应。通过 Logistic 回归模型计算每例受试者的倾向性评分。以上变量除 PSA 外，如果出现缺失，则该例受试者不计入分析。对于 PSA 缺失的受试者将单独建模计算倾向性评分，并单独进行匹配。

2）倾向性评分匹配：以地加瑞克为暴露组与亮丙瑞林组按照 1 ： 1 匹配，匹配方法采用设置卡钳值（匹配界值）的贪婪匹配。与其他研究不同的是，该研究在匹配前对倾向性评分进行了 Logit 变换。Logit 变换的作用是将倾向性评分原有取值范围变换为，而不改变原始数据的单调性。卡钳值设置为倾向性评分 Logit 变换值 0.2 倍标准差。匹配后的数据集包括地加瑞克和亮丙瑞林组各 1120 例。

3）匹配效果的评价：采用标准差差值进行倾向性匹配效果评价。计算匹配后每个协变量的标准化差值，如果两组标准化差值小于 0.1，则认为对该因素的控制效果较好。对于标准化差值大于 0.1 的协变量，将在纳入到结局变量的多因素模型中进行调整。经过计算发现开始服药年份和所在州的标准化差值大于 0.1。

4）匹配数据集的分析：对匹配后的数据集以 MACE 事件为终点事件，

建立 Cox 比例风险模型。采用 robust sandwich estimates 处理配对数据间的相关性问题。采用 Schoenfeld 残差检验评价模型的比例风险假设。

通过 Cox 模型计算地加瑞克与亮丙瑞林相比 MACE 事件风险的 HR=1.18（95%CI：0.86 ~ 1.61，P=0.30），两组未发现统计学差异，两组的风险曲线见图 2-6。

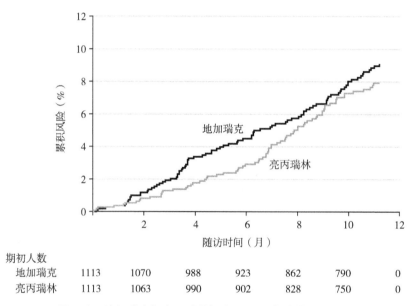

期初人数							
地加瑞克	1113	1070	988	923	862	790	0
亮丙瑞林	1113	1063	990	902	828	750	0

图 2-6 地加瑞克与亮丙瑞林相比 MACE 事件的风险曲线

（阎小妍 于永沛 姚晨）

参考文献

[1] 杨松，马龙腾，张菁菁. 中国临床医学真实世界研究施行规范. 解放军医学杂志，2018，43（1）：1-6.

[2] 王昳佳. 大数据时代背景下医院数据中心建设的相关思考. 电脑知识与技术，2020，16（3）：9-10.

[3] 宣建伟，程江，薛雄峰，等. 真实世界医疗大数据库的建立及其在医院管理、

临床诊疗、合理用药、医保精细化管理中的应用. 中国药物经济学, 2019, 14（5）: 10-17.

[4]秦雪妮, 陈维生, 邵华, 等. 真实世界研究在医药领域的应用及研究方法. 药学进展, 2021, 45（7）: 512-523.

[5]孙鑫, 谭婧, 王雯, 等. 建立真实世界数据与研究技术规范, 促进中国真实世界证据的生产与使用. 中国循证医学杂志, 2019, 19（7）: 755-762.

[6]Food and Drug Administration（FDA）. E6（R2）good clinical practice: integrated addendum to ICH E6（R1）. [2021-08-24]. https://www.fda.gov/regulatory-information/search-fda-guidance-documents/e6r2-good-clinical-practice-integrated-addendum-ich-e6r1.

[7]Food and Drug Administration. Guidance for industry: electronic source data in clinical investigations.[2021-08-24]. https://www.fda.gov/media/85183/download accessed.

[8]JENNINGS D G, NORDO A, VATTIKOLA A, et al. Technology considerations for enabling eSource in clinical research: industry perspective. Ther Innov Regul Sci, 2020, 54（5）: 1166-1174.

[9]PARAB A A, MEHTA P, VATTIKOLA A, et al. Accelerating the adoption of eSource in clinical research: a transcelerate point of view. Ther Innov Regul Sci, 2020, 54（5）: 1141-1151.

[10]Food and Drug Administration. Use of electronic health record data in clinical investigations guidance for industry. [2021-08-24]. https://www.fda.gov/regulatory-information/search-fda-guidance-documents/use-electronic-health-record-data-clinical-investigations-guidance-industry accessed.

[11]GARZA M, MYNENI S, NORDO A, et al. eSource for standardized health information exchange in clinical research: a systematic review. Stud Health Technol Inform, 2019, 257: 115-124.

[12]SAFRAN C, BLOOMROSEN M, HAMMOND W E, et al. Toward a national framework for the secondary use of health data: an American medical informatics association white paper. J Am Med Inform Assoc, 2007, 14（1）: 1-9.

[13]KUSH R, ALSCHULER L, RUGGERI R, et al. Implementing single source: the STARBRITE proof-of-concept study. J Am Med Inform Assoc, 2007, 14（5）: 662-673.

[14]ROCCA M, ASARE A, ESSERMAN L, et al. Source data capture from EHRs: using standardized clinical research data. （2019-10-30）[2022-02-15]. https://www.fda.gov/

media/132130/download.

[15] HUSSAIN S, OUAGNE D, SADOU E, et al. EHR4CR: a semantic web based interoperability approach for reusing electronic healthcare records in protocol feasibility studies. [2022-03-18].http://ceur-ws.org/Vol-952/paper_31.pdf.

[16]BUSTAMANTE R, EARLES A, MURPHY J D, et al. Ascertainment of aspirin exposure using structured and unstructured large-scale electronic health record data. Med Care, 2019, 57（10）: e60-e64.

[17]CARRERAS G, SIMONETTI M, CRICELLI C, et al. Deterministic and probablistic record linkage: an application to primary care data. J Med Sys, 2018, 42（5）: 82.

[18]CURTIS M D, GRIFFITH S D, TUCKER M, et al. Development and validation of a high-quality composite real-world mortality endpoint. Health Services Research, 2018, 53（6）: 4460-4476.

[19]DANIEL G, SILCOX C, BRYAN J, et al. Characterizing RWD quality and relevancy for regulatory purposes. （2018-10-01）[2019-02-09]. http://healthpolicy.duke.edu/publications/characterizing-rwd-quality-and-relevancy-regulatory-purposes-0.

[20] 国家药品监督管理局.关于深化审评审批制度改革鼓励药品医疗器械创新的意见.（2017-10-08）[2022-02-15]. http://www.nmpa.gov.cn/zhuanti/cxylqx/cxylqxzyxx/20171009164201907.html.

[21] 国家药监局药审中心，临床试验数据管理工作技术指南（征求意见稿）.[2022-02-15]. https://www.cde.org.cn/main/news/viewInfoCommon/2b0fb93301334fd4f8cdae3c7ef3d082.

[22]National Ethics Advisory Committee. Ethical guidelines for observational studies: observational research, audits and related activities. Revised edition. Wellington: Ministry of Health, 2012.

[23]GIRMAN C J, RITCHEY M E, ZHOU W, et al. Considerations in characterizing real-world data relevance and quality for regulatory purposes: a commentary. Pharmacoepidemiol Drug Saf, 2019, 28（4）: 439-442.

[24]GARRISON L P JR, NEUMANN P J, ERICKSON P, et al. Using real-world data for coverage and payment decisions: the ISPOR real-world data task force report. Value Health, 2007, 10（5）: 326-335.

[25]GIRMAN C J, RITCHEY M E, ZHOU W, et al. Considerations in characterizing real-world data relevance and quality for regulatory purposes: a commentary. Pharmacoepidemiol

Drug Saf, 2019, 28（4）: 439-442.

[26]WANG S V, SCHNEEWEISS S, BERGER M L, et al. Reporting to improve reproducibility and facilitate validity assessment for healthcare database studies V1.0. Pharmacoepidemiol Drug Saf, 2017, 26（9）: 1018-1032.

[27]U.S. Department of Health and Human Services Food and Drug Administration, Center for Devices and Radiological Health, Center for Biologics Evaluation and Research. use of real-world evidence to support regulatory decision-making for medical devices: guidance for industry and food and drug administration staff.（2017-08-31）[2022-02-16]. https://www.gao.gov/products/gao-16-729r.

[28]MCCARTHY, J. What Is Artificial Intelligence.（2007-11-12）[2002-02-16]. http://www-formal. stanford. edu/jmc/index. html.

[29]EMA. Reflection paper on expectations for electronic source data and data transcribed to electronic data collection tools in clinical trials.（2010-07-09）[2022-02-16]. http://www.ema.europa.eu/docs/en_GB/document_library/Regulatory_and_procedural_guideline/2010/08/WC500095754.pdf.

[30]王永吉, 蔡宏伟, 夏结来, 等. 倾向指数 第一讲 倾向指数的基本概念和研究步骤. 中华流行病学杂志, 2010, 31（3）: 347-348.

[31]AUSTIN P C. An introduction to propensity score methods for reducing the effects of confounding in observational studies. Multivariate Behav Res, 2011, 46（3）: 399-424.

[32]王永吉, 蔡宏伟, 夏结来, 等. 倾向指数 第三讲 应用中的关键问题. 中华流行病学杂志, 2010（7）: 823-825.

[33]李智文, 任爱国. 倾向评分法概述. 中国生育健康杂志, 2010, 21（1）: 62-64.

[34]李智文, 刘建蒙, 任爱国. 基于个体的标准化法: 倾向评分加权. 中华流行病学杂志, 2010, 31（2）: 223-226.

[35]XU S, ROSS C, RAEBEL M A, et al. Use of stabilized inverse propensity scores as weights to directly estimate relative risk and its confidence intervals. Value Health, 2010, 13（2）: 273-277.

第三篇

应用篇

第 10 章　真实世界证据支持药品研发

药品研发是一个耗时长、风险高、花费昂贵的过程，相关企业必须遵循严格的法规和行业规范，同时还面临着激烈的同行业竞争。因此，提高研发成功率、加速研发、节约成本是医药研发企业非常关注的。随机对照试验毫无疑问是最科学严谨的研究方法，为新药注册上市提供药品有效性和安全性的证据，也是各国监管部门审批药物所依据的金标准。真实世界研究和真实世界证据，在药品研发领域相对小众，但却可以在药品研发过程中发挥重要作用。首先，对于任何药品研发，认识疾病的自然史、流行病学、临床诊疗等情况都是非常重要的，可以指导决策者制订科学的研发决策。其次，进入临床试验阶段，虽然随机对照试验产生的证据可靠性高，但也有其局限性，例如，研究结论外推受限、有时候缺乏长期终点、某些情况下实施难度很大等，真实世界研究及其产生的真实世界证据可在研发过程中发挥独特作用。同时，药品研发的科学性和严谨性须在真实世界研究中得以保障，尤其是在利用医疗大数据的时代。研究者需充分了解已有医疗数据库的优缺点，进行科学和透明的评估，并在研究设计及执行中针对不足之处提出解决办法，保障研究的内部有效性和外部有效性。由于数据库研究中存在诸多局限性，在用于支持研发或注册决定的时候，往往需要谨慎解读研究结果。除以上作用之处，业界也越来越多地尝试使用真实世界数据优化临床研究设计、指导患者招募等。

本章节围绕真实世界数据和真实世界证据在支持药品上市过程中的不同阶段和不同层面发挥的作用进行阐述，并提供应用案例。

第 1 节　支持药物临床研发策略制订

科学可行的药物研发策略制订，依赖于对具体疾病特征、目标治疗人群特点、药物性质、试验条件等的深入了解与整体把握。在药物临床研究开发前期，真实世界数据可以从多个角度支持临床研发策略制订。利用观察性研究包括疾病注册登记研究、队列研究、病例对照研究、病例系列描述等所产生的真实世界证据，对疾病的自然史、疾病在目标人群的流行率、疾病发生发展的危险因素、既往不同治疗方法包括标准治疗的疗效和效果、与疗效和效果相关的关键协变量在目标人群中的分布和变化、生物标志物、未满足的临床需求等进行分析。这些分析结果为下一阶段的临床试验研究设计提供了科学依据，包括入选和排除标准的制订、样本量计算参数估计、临床界值的确定等。开展真实世界研究具有以下优势。

（1）开展真实世界研究可以了解疾病负担和未满足的临床需求，用于支持药物的临床研发。通过开展真实世界研究，了解疾病在不同人群（如自然人群、性别或年龄组分组人群、特殊职业人群、临床人群等）和地区中的发病率、患病率和死亡率，疾病流行的时间变化趋势，对现有治疗措施的疗效和影响因素进行分析，比较不同治疗措施的获益和风险情况，识别患者未满足的临床需求等的研究，从而明确需要优先开展的临床研发领域，有效利用资源，更广泛地满足患者的健康需求。因此在临床研发前期，通常会进行文献检索查找真实世界疾病负担的相关数据，在必要时也需要开展真实世界研究以了解某特定人群或者地区中疾病的流行情况，为临床研究策略的制订提供科学依据。

（2）开展真实世界研究可以了解疾病的自然史，用于支持药物的临床研发。疾病的自然史涵盖疾病从发生、发展到结局的整个过程。不同疾病的自然史差异很大，了解疾病的自然病史，对合理制订药物临床研发策略具有重要意义。疾病自然史数据常常可以通过病例登记研究、队列研究、病例系列分析等真实试验研究方法获得。真实世界疾病自然史的研究收集了丰富的疾病相关信息，包括社会人口、行为、环境、临床特征、实验室检测、影像、治疗和结局转归、遗传及患者报告结局等。构建人群特异性的疾病自然史模型，了解标准化治疗的疗效和效果、估计疾病转归参数，优化临床研究设计，提高研究效率。了解疾病自然史对临床研发的支持作用主要体现在以下几个方面。

1）识别临床研究目标人群：利用真实世界数据对疾病自然史开展深入的研究，了解疾病发生发展和患者特征及诊疗模式，并根据所研发药物的生物作用机制，可以识别和定位可能会从此种在研药物中有更多获益的患者亚群。在疾病自然史研究中，对不同性别、年龄组、症状、体征、检测指标、疾病分期等患者亚组的疾病进展情况进行分析，探索疾病危险因素和效应修饰因子，为临床研究入选和排除标准、研究随访节点和随访时间、随访内容等的制订提供科学依据。

2）支持临床结局评价策略制订：疾病自然史研究也有助于临床研究中选择适宜的临床研究终点。通过真实世界观察性纵向随访研究开展疾病自然史研究，收集患者人群疾病发生发展的临床转归数据，探索潜在的临床结局评价指标，可用于疾病进展变化评价。利用真实世界数据和证据对这些潜在的疾病指标进行可行性和准确性评估，从而指导临床试验结局指标的选择。通过对疾病自然史开展全面充分的研究，也可探索和识别生物标志物及临床结局替代终点，缩短临床试验研究结局观察和随访时间，提高临床研究效率。

3）利用疾病自然史数据为临床试验提供外部对照：疾病自然史研究

中的临床结局终点指标或临床结局替代终点指标数据，可以为单臂临床试验提供历史外部对照，用于评价新药的临床疗效。同其他设立外部对照的研究类似，利用疾病自然史数据作为外部对照的研究容易引入偏倚和混杂，尤其是选择偏倚，从而影响药物疗效评价的准确性。但当疾病自然史数据稳健可靠、研究指标可以准确预测疾病进展及所研发的新药临床疗效并显著时，偏移和混杂不足以解释新药干预组和外部对照临床效果数据之间的差异，在这种情况下，疾病自然史数据为新药疗效评价提供了可靠的依据。

（3）开展真实世界研究可以探索疾病的生物标志物，用于支持药物的临床研发。生物标志物是提高药物研发效率的重要工具，在药物研发中发挥了十分重要的作用。在临床研发前期，开展前瞻性或回顾性真实世界研究，包括疾病病例注册研究、队列研究、病例对照研究等，探索疾病相关生物标志物并验证其疾病进展预测或者预后价值，用于指导临床研究人群选择、选择临床研究替代终点等。例如，在非酒精性脂肪性肝炎（nonalcoholic steatohepatitis，NASH）新药研发期间，多项真实世界研究对NASH 的生物标志物进行了探索。NASH 是导致肝硬化的主要原因之一，人群中患病率较高，给全球健康带来了很大的疾病负担。尽管肝组织学检查存在有创性、取样困难和疾病诊断误差等局限性，而且现阶段在 NASH 诊断后并无有效的药物治疗方法，但目前肝组织学检查仍然是 NASH 诊断的"金标准"。因此探索无创标志物作为早期初步筛选 NASH 受试者方法引起了研究者的广泛兴趣，而在这个过程中很多探索性的生物标志物的发现是来自真实世界研究的人群调查、临床检测和医疗记录等数据和分析结果。

（4）真实世界研究在罕见病和危及生命的重大疾病研发中也发挥了重要作用。随着常见病领域药物研发产品的不断丰富和竞品增长，很多制药企业将研发领域扩展至罕见病和危及生命的重大疾病领域。因此，罕见病和重大疾病领域新药研发规模呈现迅猛扩张趋势。但是在这些罕见疾病领域开展临床试验面临多方面的挑战，包括目标人群样本量小、入组速度慢等。另外，对这些罕见疾病缺乏研究从而导致对疾病自然史没有明确的了解，如临床结局的测量方法和发生率及指标的变异程度等，因此在设定临床研究终点时存在较大的不确定性。通过病例注册登记、电子医疗数据库分析等真实世界研究，可以收集大样本患者人群的数据，探索疾病的自然史，了解疾病的临床结局和转归及发生频率，从而为临床试验设计、研究终点选择、单臂研究对照组的设定等提供科学依据。

除此之外，在实际操作过程中，以儿童为受试者的传统临床试验与成人临床试验相比，常常面临更多困难与挑战，导致儿童临床试验难以开展或进展缓慢，从而影响儿科临床中药品的可及性和使用规范性。真实世界研究作为新研究方法中的一种，也越来越多的用于支持儿童药物的研发。

案例：真实世界 NASH 自然史研究与临床研发策略制订

【背景】非酒精性脂肪性肝病（nonalcoholic fatty liver disease，NAFLD）是全球流行的主要肝脏疾病之一，据报道，全球约有 1/4 的人患此病，且患病率呈逐年增加的趋势，给人类健康带来了极大的疾病负担。NAFLD 是一种与胰岛素抵抗和遗传易感密切相关的代谢应激性肝脏损伤，包括非酒精性肝脂肪变、非酒精性脂肪性肝炎（non-alcoholic steatohepatitis，NASH）及 NASH 相关肝硬化和肝细胞癌。NASH 是导致肝硬化的主要原因之一，NASH 患者 10 ～ 15 年内肝硬化发生率高达 15% ～ 25%。目前 NASH 的诊断需要做肝脏病理检测，而且还没有药物获得上市批准用于 NASH 治疗。

【RWE 与 NASH 临床研发策略考量点】

（1）疾病负担与临床需求：全球约有 1/4 的人患有 NAFLD，而且患病率逐年上升。由于 NASH 的临床诊断需要做肝脏病理检测结果，而一般人群中接受过肝脏病理检测的人数较少，因此对人群水平 NASH 患病率估计缺乏可靠数据。但根据 NAFLD 疾病自然史的研究，估计约有 20% 的 NAFLD 患者病理检测结果是 NASH。NASH 可以导致肝硬化并进一步发展为肝癌，给人类健康带来了极大的疾病负担。而且目前尚未有药物获得上市批准用于 NASH 治疗，在 NASH 疾病领域存在巨大的未满足的临床需求。因此，从疾病负担与临床需求角度考量，应优先开展 NASH 治疗药物的研发。

（2）识别临床研究目标人群：NASH 患者在疾病进展为肝硬化、肝功能衰竭或肝癌之前，通常会有很长一段时间是无症状的。肝脏病理检测是 NASH 诊断的"金标准"，但是肝脏病理检测具有创伤性，为 NASH 的诊断带来了困难。因此，在临床研发过程中，探索新的 NASH 诊断方法包括无创或者微创的诊断检测方法，对于提高临床试验的可行性和患者的可接受性变得极为重要。通过开展真实世界研究，识别疾病危险因素，发现高危人群特征，了解不同诊断检测方法的准确性和可靠性，制订科学可行的患者筛选方法和适宜的临床试验入选和排除标准，可以有效提高临床试验的入组成功率。

（3）选择适宜的临床研究终点：NASH 是一种慢性疾病。从无症状的 NAFLD 和 NASH 进展至有症状的病变需要数年甚至数十年的时间。因此，选择何种效应指标以评价新药的疗效在 NASH 等慢性疾病的研发策略制订过程中是非常关键的考虑因素。所选择的研究终点指标应该是经过验证的、具有临床意义的并且可以真实反映经过新药治疗后患者健康状况变化的指标。潜在的研究终点包括临床结局指标（肝硬化、肝癌等）、替代终点指标（肝脏病理检测结果的改善、肝功能的改善或其他生物标志物如血清转氨酶）等。这些治疗效果评价研究终点可以采用单一替代终点指标，也可以是复合终点指标。而真实世界研究所产生的研究结果可以为探索、筛选和验证可用于临床试验的研究终点提供有力的科学证据。

第2节　支持临床试验中研究终点、替代终点和生物标志物的选择

　　临床试验的研究终点是对临床试验中研究对象的某些事件或状态的发生情况进行的测量，包括有效性和安全性终点。在临床试验终点的选择中，研究者会根据需求而选择临床结局或者替代终点。

　　在临床试验中，临床结局是最可靠的临床研究终点，可以直接测量患者的临床转归，包括疾病好转、康复或者存活时间延长。真实世界研究证据包括疾病登记研究、电子医疗记录数据库、医疗保险数据库、患者报告数据等研究分析发现，为临床试验研究终点的探索、可行性分析和验证提供了依据。使用临床结局作为临床研究终点，可直观反映疗效获益。然而很多临床试验中也常常会使用替代终点代替临床结局终点来评价疗效获益或者安全性风险，尤其是当临床结局终点需要观察较长时间、替代终点指标的改善可以带来明确的临床获益时。如果在真实世界研究中发现某个指标或某些指标组合与临床结局相关，在合理的验证后，这些指标就可能作为替代终点应用于临床试验中。例如，在开发人乳头状瘤病毒（HPV）疫苗用于预防子宫颈癌的研发过程中，替代终点的使用可以大幅提高临床研究的效率。

　　生物标志物可用于诊断疾病、预测疾病的严重程度及发生发展和转归，例如，血压测量可以预测心血管疾病的发生风险。生物标志物也可用于探索最佳治疗方法、监测治疗的起效情况或监测治疗的安全性，因此目前生物标志物在药物研发中得到了广泛的应用。美国FDA开展的生物标志物资质项目就列举了多种可以用于临床研发的疾病生物标志物指标。利用人群队列、疾病登记研究、生物样本库等收集的组学数据、生物检测数据、公共基因库信息及相关的临床资料等真实世界数据，可以用于临床试

验中生物标志物的选择。通过多种机器学习类的目标靶向分析技术而收集的真实世界证据，可进一步加快生物标志物的探索和研究的速度。随着检测技术的发展和应用，真实世界积累的生物测量数据也越来越丰富，对生物标志物的探索性研究也越来越多。对于靶向治疗药物的临床研究，生物标志物的识别是关键因素。尤其是在癌症领域，由于癌细胞常常有很多可用于治疗的靶点，靶向治疗可以大幅提高治疗的效果并提高治疗的安全性。肿瘤精准治疗和临床检测方法的发展及临床试验伞式研究和篮式研究的应用推广，分子靶标和生物标志物的探索和验证受到越来越多的重视。目前已有多个基于生物标志物筛选患者人群的抗肿瘤药物获批上市，例如，PD-L1 免疫疗法就是基于生物标志物而开展的靶向治疗。

案例：真实世界证据与 HPV 疫苗预防子宫颈癌临床试验研究终点选择

【背景】子宫颈癌是女性常见的恶性肿瘤之一，全球每年新发子宫颈癌病例约 52.8 万，死亡人数 26.6 万。子宫颈癌也是我国女性常见恶性肿瘤之一，2000 年后我国子宫颈癌发病率总体呈现上升趋势。高危型 HPV 感染可导致子宫颈癌，研发 HPV 疫苗可以用于预防子宫颈癌，提高女性健康水平。

【子宫颈癌研究终点指标真实世界证据】国内外的多项真实世界研究均证明高危型 HPV 持续感染是导致子宫颈癌及其癌前病变的主要原因。在子宫颈浸润癌之前有较长的癌前病变期，即子宫颈鳞状上皮内瘤变（CIN），分为 CIN1、CIN2 和 CIN3。从妇女发生高危型 HPV 持续感染，到子宫颈发生癌前病变（CIN1、CIN2、CIN3），再到子宫颈病变进一步发展为浸润性的子宫颈癌，需要数年甚至数十年的时间。由此可见，子宫颈癌的病因和疾病自然史明确。

【子宫颈癌研究终点指标在临床试验中的应用】如前所述，真实世界研究已经证明高危型 HPV 持续感染会导致子宫颈癌前病变（CIN1、CIN2、CIN3），并会进一步恶化发生子宫颈癌，整个过程需要数年甚至数十年的时间。因此在 HPV 疫苗注册临床研究中，为提高临床研究效率，临床试验常使用高危型 HPV 病毒感染和 CIN 作为临床结局子宫颈癌的替代指标。在 Ⅱ 期临床试验中，常用疫苗相关 HPV 型别持续感染作为临床结局的替代终点，此时所需的样本量较低，可行性较高。在进行 Ⅲ 期临床试验时，则多用疾病终点，即 CIN2$^+$ 作为子宫颈癌临床结局的替代终点，评价疫苗的预防效果。我国 CDE、美国 FDA 及其他国家的药品监管机构也均将 CIN 作为子宫颈癌的替代终点。

第 3 节　优化临床研究设计

据估计，开发一个新药的临床研究费用为 13 亿～26 亿美元，其中 > 80% 的临床研究招募达不到预期要求。所以一个好的临床研究设计是在患者入组前很多年就开始了很多次的研究者会议，根据不同研究中心的临床实践，研究方案需要不断修改。在跨国药企的国际多中心临床试验（MRCT），研究设计会更加复杂。必须了解每个国家每个中心的诊疗标准、实验室检测标准、实验检测试剂盒及实验药物的可及性，例如，一个跨国多中心 MGTX 研究［比较手术＋泼尼松和标准治疗（单纯泼尼松药物）对重症肌无力的改善情况］，在设计阶段发现有些国家没有泼尼松，而是用泼尼松龙作为标准治疗。此外，在不同中心，外科医生做手术的方法也不同。这些看起来不大的差别对实验设计却有重大的影响，会影响入组，也会影响最终的临床结局，所以这种情况必须对研究方案进行修改。例如，一项 MRCT（比较免疫治疗与化疗药物在恶性腹膜间皮瘤的疗效）在研究方案中要求入组患者需做胸腔镜检查，但在实施过程中发现好多发展中国家在临床实践中很少做胸腔镜检查，所以胸腔镜取样的分型标准就很难满足，而且临床上不同分型的患者接受免疫治疗后的临床结局有显著的差异。像这种在实验设计阶段评估不充分的情况会对本来入组就很困难的研究雪上加霜，应该尽量避免。

第 4 节 协助设定临床试验的患者入排标准

在研究设计早期，分析 RWD 能避免在患者入排标准设定上的一些可能的陷阱和错误的假设，这些陷阱和错误将会导致研究启动后的方案修改、进度延迟和费用增加。可用于支持入排标准设定的 RWD 主要有两类：EMR 和医保数据。两者各有特点，EMR 是对接患者医院诊断治疗全过程的原始记录，它包含有首页、病程记录、检查检验结果、医嘱、手术记录、护理记录等，并且是动态地收集病历信息，但 EMR 多为非结构化的数据，不同来源的数据面临着整合的挑战，其准确性和完整性根据不同的来源有很大的差别。医保数据基本上是结构化的，患者覆盖面宽，医疗信息的颗粒度不够精细，而且在时间上有 30 ～ 90 天或更长延迟。

很多 RCT 研究由于费用昂贵，把入排条件限定得相对较窄，是为了获得一个样本量较小的特定或单一人群，从而减少研究费用，并获得注册上市。但是这样的研究牺牲的是疗效及安全性的可靠性及外推性，过分严格的入排标准也会减慢入组速度。入排标准的设定可以参照类似的既往研究，并根据研究的目的，通过跨团队讨论和专家会议进行修改。近些年，一些企业已经在尝试使用 RWD 制订和修改临床研究的入选和排除标准。临床试验转化倡议（clinical trial transformation initiative，CTTI）是美国杜克大学和 FDA 共同成立的一个公私合作伙伴，倡导并努力寻找机会利用大数据提高临床研究的质量和效率。他们用美国的几家大的 EMR 数据公司，并加上美国的保险数据，很大程度上扩大了数据库人群的覆盖率，为在美国的临床研究提供设计和入组建议。CTTI 报道了他们用 RWD 评估研究入排标准的成功经验。某全球二期临床试验要支持一个生物制剂的抗感染适应证，研究组根据既往的研究和经验选定了研究人群，该人群对年龄有特定的限制。研究团队用美国 EMR 数据了解这个人群的临床特征，接下来又用医保数据进一步挖掘分析患者特征，了解不同入组条件对研究设计的影响。其中一个问题是包括或排除患者之前或入组时合并用某一种药物会对入组有什么影响，其分析结果是最初严格的年龄限制将会排除 1/3 的潜在入组人群，这个结果经与该领域的临床专家确认增加年龄大的患者不会对该研究的结局有影响。最后结果是放宽入组条件对年龄的要求，明显加速了入组速度，减少费用，更重要的是扩大了药物上市后的受益患者人群。另一个案例是一个内分泌疾病领域的全球三期临床试验，申办方在设计阶段想确认他们制订的入排要求是不是合理，研究团队用美国和欧洲的 EMR 公开的既往临床研究和竞品研究数据，其目的是想找到最宽松的又具有代表性的患者人群，通过比较既往研究筛选失败的患者特征及 EMR 数据的比较，他们发现既往用过某一种药物治疗的入组条件将会损失很大比例的患者。研究团队把这个分析结果带给合作伙伴，并经讨论认为这个既往用药对研究结局非常重要，不能从入组条件中删除。虽然这个结论没有给入组条件带来改变，但是各个研究中心都知晓这个既往用药会增加入组困难，提前做好准备和实施风险减少措施。目前该研究已经完成，相比以前没有 RWD 分析研究的研究入组率大大提高，并缩短了入组时间。具体请见以下案例。

案例：用 RWD 支持研究方案中的入排标准

【背景与目的】在方案实施之前评估入排标准设计的科学性和可执行性，可以最大程度避免执行过程中因入组慢及方案修改带来的实践和费用上的损失。一个在亚洲、欧洲及北美的Ⅲ期内分泌研究，申办方研究团队在研究方案阶段想确认入排标准没有过分严苛，没有排除那些不该排除的可能的参与者，使他们能按照预期的速度招募患者。同时这个研究要求入选的患者必须有一个固定剂量的某药用药史，研究团队要确认该药是不是在要参与的国家有药并且常用。

【方法与策略】研究团队用 2 个大的 EMR 数据库：一个大数据库是美国和欧洲的 EHR；另一个是只有欧洲的 EHR。同时也评估了公开的既往临床研究和竞品研究数据，其目的是想找到最宽松的又具有代表性的能满足主要终点分析的患者人群，通过比较既往类似研究筛选失败的患者特征及 EHR 数据的比较，他们得出既往用过某一种药物治疗的这个入组条件将会排除很大比例的患者。如果放松这个条件，合适人选将会扩大很多。研究团队把这个评估结果报告给研究者、患者及研究中心，他们综合评估后认为这条入选标准很重要，直接与主要终点相关，不能删除。但是研究团队把这个结果提前告知了研究中心，让他们意识到这个困难并做好了充分准备。

【结果】该研究已经顺利完成，相对于没有 RWD 做支持的既往研究，该研究获得了 3 个方面的成功：①提高了 71% 的入组速度。②减少了 2.1 个月的入组时间。③增加了 33% 筛选患者。

【价值】发达国家的 RWD 已经用于临床研究的每一个环节，并提高研究的效率。在中国，数据的质量及共享目前还是一个很大的障碍，幸运的是，临床研究的相关方已经意识到大数据的重要性及可利用性，一旦这个鸿沟被逾越，大数据对临床研究的帮助将会变得越来越大。

自从 2017 年到现在，美国临床肿瘤学会、癌症研究之友（friends of cancer research）和美国 FDA 成立了联合工作组，专家检查了肿瘤临床研究中对脑转移、最低年龄、HIV 感染、组织功能不全、合并用药、实验室检查范围及以前和现在存在其他恶性肿瘤的限制，推荐扩大入排标准，使参与临床研究的人群更具代表性。最近 Dr Copping 在 Nature 杂志上发表了一篇有关用 RWD 和 AI 方法评估在肿瘤临床研究的入排条件是否合理的文章，其使用的数据是全美 61 094 例晚期 NSCLC 患者的 EMR 数据。结果发现很多基于实验室检测值范围的入排标准对研究结果的影响甚微，如果把入排条件放宽使符合条件的患者增加一倍，最终结局的 *HR* 只降低 0.05。这个研究表明在原临床研究的方案中不符合条件的患者应该可以参与研究，也应该在适应证的治疗人群内。这个结论在作者研究的其他肿瘤的研究中也适用。所以在研究设计阶段对入排标准的设定及用 RWD 来支持很值得在以后的研究中关注。

第 5 节　协助患者招募

很多临床试验在招募特定人群（如靶向治疗人群、患罕见病人群）时筛选失败率预期很高、入组窗时间短的情况下考虑用 EMR 和医保数据支持患者入组，在决定是否用 RWD 来提高患者入组时除了前面讨论的非常重要的要设定合适研究人群的入选和排除条件外，还应考虑以下方面：第一，数据库是否有入选和排除标准相对应的变量（或可替代变量）；第二，数据的相关性（数据不准确性的可接受度 / 容错度、人群的代表性）；第三，数据的及时性及性价比（数据库的患者数、不同来源数据的整合）。几乎不可能有一个数据库能准确地匹配上所有的入选和排除标准，这需要研究团队有能力评估对数据不准确性的接受程度，根据多方面的评估有能力判断出假阳性的数量。用医保数据的独特优势就是大范围的筛选患者，EMR 数据的独特优势就是个体化的即时的临床信息，对筛查急性和急诊室患者尤其有效。使用脱敏的 RWD 发现了符合条件的患者，通过什么途径在保护患者隐私的前提下联系患者，说服他们加入研究同样重要。数据提供方要给出一个合适的途径在保护患者健康和个人数据的前提下重新找到这些符合研究条件的患者，所以在研究设计阶段做入组策略的时候要与患者、研究机构及伦理委员会沟通，设计什么样的患者筛选计划，怎样尊重和保护患者隐私权，用什么样的话语与患者沟通。如果申办方用 RWD 发现大量患者，让他们加入研究，但没有很好的沟通计划，参与研究的患者不能很好地参与随访或在研究过程中退出，这样的入组计划也算是一个失败。在早期计划阶段与患者沟通，了解什么样的沟通语言让他们了解研究的目的和意义，什么样的语言表达不侵犯他们的隐私同样重要，患者才能更加主动地参与并完成研究。

相对于传统的医生查阅病历推荐患者，用 RWD（尤其是数据及时性较好的 EMR）进行患者筛选已经证明能有效地提高招募效率和提高研究质量。基于 RWD 的招募策略还有一个优势就是可以用自动提醒系统，从而提高入组效率，而且提醒信息发给研究者比发给管理患者的医生更有效。尤其对于大的临床研究，基于 RWD 筛选患者的优势会明显。随机性试验评估安塞曲匹改善血脂效果合作小组（randomized evaluation of the effects of anacetrapib through lipid-modification，简称"REVEAL Collaborative Group"）采用基于 EMR 的患者筛选和招募策略，2 年内成功地在欧洲、北美和中国纳入 30 449 名用阿托伐他汀治疗的动脉粥样硬化血管病患者，另一个心脏保护研究合作小组（heart protection study collaboration group）也用基于 EMR 的方法在英国筛选了 63 603 名患者（冠心病、动脉阻塞疾病或糖尿病），成功地招募了 20 536 名患者。当然，用 RWD 系统为临床研究招募会相应地提高这部分的费用，相比于研究进度的加速与研究质量的提高，这笔费用是值得的，而且申办方在这方面的经验积累会对以后研究的顺利执行提供更好的保障。

案例：用 EMR 提高患者入组

【背景与目的】某跨国药企资助的大规模随机双盲安慰剂对照的临床试验计划在 2011 年 8 月至 2013 年 10 月在欧洲、北美和中国招募 30 499 名患有动脉粥样硬化血管病患者，随机分组研究接受安塞曲匹（Anacetrapib，属于 CETP 抑制剂，降血脂药）100 mg/d ＋ 阿托伐他汀（Atorvastatin）和安慰剂＋阿托伐他汀治疗，主要终点是复合终点（冠心病死亡、心肌梗死和冠脉再造）。

【方法】该研究样本量要求大于 30 000 名患者，以达到试验组比对照组降低 15% 的主要心血管事件的目的。在欧洲、北美和中国 431 个临床中心筛选了 49 787 名患者，其中欧洲 29 319 名，北美 8249 名，中国 12 220 名。由于研究要求的样本量大，筛选过程中在每个临床中心都花费了很大的精力，采取了临床病历包括电子病历来发现可能符合条件的患者。这一过程依每个国家每个中心不同而采取不同的具体方法和伦理审批，从而保护患者的隐私。38 246 名进入随机分组前的 8 ～ 12 周的预试验，目的是排除那些不能长期有好的依从性的患者，最后 30 449 名进入随机分组双盲试验。

【价值】早在 10 年前，临床病历和电子病历成功地用于患者筛选，有效减少了研究中心数量并降低费用，保证大样本量研究的顺利执行。现在随着电子病历的普及、数据质量的提高，以及数据提取和处理能力的提高，同时伦理能对患者权力和隐私进行保护及促进管理机制的建立，EMR 用于患者筛选会得到更好的利用。其价值不仅局限于大样本的临床研究，对罕见病临床研究也会发挥重要作用。

总之，用 RWD 支持的临床研究患者招募并不普及，关于这方面的经验报道和分享也并不多。这里提到的例子还都是来自国外的研究和基于美欧的 EMR 和医保数据库，随着这些大数据的不断完善（不同来源数据的整合）及资源共享的成熟，临床研究中入排标准的设定、患者筛选及招募将会得到更广泛和科学的应用。中国的 EMR 和医保数据虽然落后于欧美，但近些年也得到长足发展和完善。监管部门对真实数据管理的指南，以及大数据公司对医疗数据的能力提升会让中国的 EMR 和医保数据更好地服务于临床研究。我们可以从有好的 EMR 数据的医院做起，不断积累经验和教训，从而更好地建设、管理和利用 RWD。

第 6 节　真实世界证据作为单臂临床试验的外部历史对照

对于所研究疾病患者数量很少、临床试验运营难度很高，尤其是当前缺乏有效治疗手段且危及生命的重大疾病，若开展随机对照试验往往存在医学伦理风险，导致随机对照试验并非最优选择，此时可以采用单臂试验设计。使用单臂试验通常可根据前期研究或行业内广泛认知确定某个效应指标值，制订本次研究预期获得效应指标值的大小，将其作为在不设立对照组的情况下试验组至少应取得的目标试验效应。然而由于本方法缺乏同期平行对照，其研究结果的因果论证强度较低，研究团队可以考虑使用真实世界证据作为外部对照。要产生真实世界证据以便与单臂临床试验进行对比，需要了解该疾病当前的标准治疗或所有可用的治疗方法，估计其在真实世界中的疗效和安全性（可采用回顾性或前瞻性或混合性队列研究设计）。以下案例为某 PD-1 药品在中国利用单臂临床试验申请黑色素瘤适应证注册申请时，收集了 RWE 以提供辅助性数据支持。

案例：单臂临床试验的外部历史对照

【背景与目的】由于晚期黑色素瘤患者在中国发病率相对较低且无有效治疗手段，某企业将预期临床效果优异的 PD-1 产品研发用于晚期黑色素瘤患者的时候，选择进行单臂临床试验设计。同时，如果可以有比较可靠的真实世界数据协助监管机构了解中国晚期黑色素瘤患者的治疗现状及临床结果，将对该 PD-1 药品依据单臂临床试验的注册申请和获批起到很好的辅助支持作用。因此有必要开展一项回顾性、观察性队列研究，以实现上述目的。

【方法与数据源】该研究使用某肿瘤医院的 EMR，根据 ICD 编码从 EMR

中确定黑色素瘤的目标患者库，然后根据一定的入排标准[成人、ⅢA～Ⅳ期、影像学检查（CT或MRI）至少有一个可测量的、根据实体肿瘤的疗效评价标准1.1版（RECIST 1.1）的病灶、2014年1月1日至2015年12月31日开始进行一线或二线系统性抗癌治疗等]选择符合条件的患者。这些患者组成回顾性队列，队列的随访截止日期为2017年12月31日。受过培训的研究人员对上述选择的患者进行历史病历审阅，提取随访截止日期前EMR中相关临床信息，并尽可能利用其他所有的可用数据来源（如患者病历、办公室记录、影像学报告、随访记录），摘取并记录在事先制订的结构化问卷中。为了评估缓解情况，病例需要有一次基线影像学检查和另一次治疗期间/治疗后影像学检查。确认性缓解需要额外再进行一次影像学检查以进行确认，否则将被认为是非确认性缓解。本研究通过病例判定程序来确保每个病例的CR或PR及PFS判断是可靠的。病历审阅者通过审阅病历和临床评估得出的结论只是初步的。中心PI需要再次审查相关信息（包括重新阅读影像资料），再次评估CR或PR结论是否合理。中心PI不需要再次评估每个患者，仅需要针对每个初步评估为CR或PR的患者进行再次评估。如果中心PI认为之前的初步评估结论是错误的，可以修改为更合理的评估。如果中心PI对病例不确定，则须由研究PI做出最终结论。

　　【主要结果】在数据库中共筛选出248例符合条件的晚期黑色素瘤患者，分别来自我国28个省份。其中221例在本研究设定的研究期间接受过一线治疗，116例接受过二线治疗，而89例先后接受过一线和二线治疗。这些患者中约70%为肢端或黏膜型，其他患者为慢性日光损伤或非慢性日光损伤亚型。几乎所有患者均处于Ⅳ期（一线治疗患者中94.1%，二线中96.6%）和M1A、M1B、M1C的转移期（一线患者中93.7%，二线患者中95.7%）。这些患者中约5%有脑转移，约40%有肝转移，约80%患者的LDH基线升高（一线患者为86.9%，二线患者为75.0%）。绝大多数晚期黑色素瘤患者接受的是联合治疗方案。患者的临床结局请见表3-1。

表 3-1 患者的临床结局

在晚期黑色素瘤患者中，按治疗线用实体肿瘤的疗效评价标准 1.1 版（RECIST 1.1）判定的真实世界临床结局（所有治疗患者）

结局	一线患者（$N=221$）	二线患者（$N=116$）
ORR		
CR（n）	2	0
PR（n）	12	4
ORR（95%CI）*（%）	6.3（3.5 ~ 10.4）	3.4（0.9 ~ 8.6）
DOR †‡§		
中位数（范围）（月）	9.1（1.7 ~ 28.4 Ⅱ）	7.5（4.6 ~ 24.2 Ⅱ）
≥ 3 个月 DOR，n（%）	11（78.6）	4（100）
≥ 6 个月 DOR，n（%）	7（50.0）	2（50.0）
TTR		
中位数（范围）（月）	1.7（0.3 ~ 4.8）	2.1（1.9 ~ 3.1）
DCR		
CR+PR+SD（n）	151	67
中位数（95%CI）（月）	68.3（61.8 ~ 74.4）	57.8（48.2 ~ 66.9）
TTP		
中位数（95%CI‡）（月）	3.5（2.9 ~ 4.2）	2.3（2.0 ~ 3.0）
PFS		
PFS 事件 n（%）	203（91.9）	115（99.1）
人 / 月	1119	482
事件发生率（0.01 人 / 月）	18.1	23.9
中位 PFS §（月）	3.5	2.3
95%CI 中位 PFS‡	2.9 ~ 4.2	2.0 ~ 3.0
3 个月 PFS 率（%）	55.1	40.5
6 个月 PFS 率（%）	28.2	20.7
12 个月 PFS 率（%）	10.6	5.2
OS		
OS 事件 n（%）§	171（77.4）	101（87.1）
人 / 月	2988	1177
事件发生率（0.01 人 / 月）	5.7	8.6
中位 OS‡（月）	10.5	7.5
95%CI 中位 OS‡	9.2 ~ 12.1	6.5 ~ 8.7
6 个月 OS 率（%）	74.4	63.6
12 个月 OS 率（%）	43.5	30.5
24 个月 OS 率（%）	21.1	11.7

注：①* 基于二项式精确置信区间法；② † 包括确认的 CR 或 PR；③ ‡ 乘积极

限法（Kaplan-Meier）处理删失数据；④ § 截至 2017 年 12 月 31 日；⑤ Ⅱ 到最后分析时间没有疾病进展 / 死亡；⑥缩略语：*CI* 为置信区间；CR 为完全缓解；DCR 为疾病控制率；DOR 为应答持续时间；ORR 为客观缓解率；OS 为总生存期；PFS 为无进展生存期；PR 为部分缓解；RECIST 1.1 为实体肿瘤的疗效评价标准 1.1 版；SD 为疾病稳定期；TTP 为疾病进展时间；TTR 为疾病反应时间。

第 7 节　实效性随机对照试验支持新药注册

作为真实世界研究方法之一，实效性随机对照试验（pragmatic randomized controlled trial，pRCT），又称为实用性随机对照试验，是在真实临床医疗环境下，采用随机、对照的方式，比较不同干预措施的治疗结果（包括实际效果、安全性、成本等）的研究。其研究结果可用于支持药品注册。与传统 RCT 相比，pRCT 的典型特征是在临床医疗实际环境下，将干预措施用于具有代表性的患者，也就是说研究人群入组条件宽松，患者特征接近上市后将要使用该治疗的患者群。索尔福德肺研究（Salford Lung Study）是 GSK 在 2012 年赞助的一个 12 个月、开放式、三期实效性随机对照试验。这个研究是第一个用 pRCT 支持新药通过 EMA 审批上市的，它包含 2 个研究：比较新型长效 Breo Ellipta 复方干粉吸入剂（糖皮质类固醇激素糠酸氟替卡松＋长效 β₂ 激动剂三苯乙酸维兰特罗）每天一次与临床标准治疗在哮喘和慢性阻塞性肺病（COPD）患者长期维持治疗的疗效。索尔福德肺研究在英国索尔福德地区的 75 家医疗中心随机分组了 7000 多名哮喘或 COPD 患者，分组后的患者按照医生的常规治疗进行。相比于对照组，试验组的患者在入组条件中没有特殊要求（包括有各种合并症的患者），没有额外的检查和随访，对实验中患者的依从性也没有特殊的干预，实验中的数据从临床电子病历系统中提取，统计分析按照意向性分析（intention-to-treat，ITT）原则。主要临床结局是有重要临床意义的指标。哮喘研究中主要终点为治疗 24 周后哮喘改善［哮喘控制测试（asthma control test，ACT）分数 ≥ 20 分，或 ACT 分数较基线提高 3 分或以上］的患者百分数，并且研究结果表明用 Breo Ellipta 复方干粉吸入剂患者的好转率为 71% *vs.* 常规治疗对照组的 56%（*OR*=2.0，95%*CI*：1.70 ~ 2.34，*P* < 0.0001）。在 COPD 研究中的主要终点为治疗一年后中度或重度患者病情加重的次数（研究方案中预先定义了中度或重度病情加重），并且结果表明用 Breo Ellipta 复方干粉吸入剂的患者的发生率比对照组降低 8.4%（95%*CI*：1.1 ~ 15.2，*P*=0.02）。根据实效性随机对照试验 – 索尔福德肺研究，EMA 于 2013 年 11 月批准了长效 Breo Ellipta 复方干粉吸入剂（FF/VI）在哮喘和 COPD 的应用。具体案例如下。

案例：支持药品注册的实效性随机对照试验（pRCT）

【背景与目的】哮喘临床指南的制定都是基于传统 RCT 的结果，而 RCT 严苛的入排标准使得只有 5.4% 的哮喘患者符合常用的控制哮喘药物的 Ⅲ 期 RCT 条件。所以需要有更接近于真实临床实践的随机试验来评估哮喘药物疗效和安全性。索尔福德肺研究 – 哮喘研究就是一个开放式、随机的三期实效性随机对照试验，比较新型长效 Breo Ellipta 复方干粉吸入剂"糖皮质类固醇激素糠酸氟替卡松（Fluticasone Furoate）＋长效 β_2 激动剂三苯乙酸维兰特罗（Vilanterol）"与临床标准治疗在成人哮喘患者中的疗效和安全性。

【试验人群和方法】2012 年 11 月 12 日至 2016 年 12 月 16 日在英国索尔福德和曼彻斯特南部地区 74 家临床中心，4233 例被诊断的有症状的或在接受维持治疗的成人哮喘患者随机分配到复方干粉吸入剂治疗组（*n*=2114）或标准治疗组（*n*=2119）中，入选条件是接受吸入性皮质类固醇激素 ± 长效 β – 激动剂治疗，排除条件是最近有危及生命的哮喘发作、COPD 或有危及生命的合并症。相对于传统 RCT，该研究的入排条件很宽松，对吸烟史和肺功能都没有限制。患者只有在入组、基线评估及 12 个月时来中心，3 个月、6 个月、9 个月时的随访数据都是通过电话获取，安全性数据是通过 EMR 获取。主要研究终点为 24 周时 ACT 评估好转（ACT 分数 ≥ 20 分，或 ACT 分数较基线提高 3 分或以上）。

【试验结果】24 周时，接受复方干粉吸入剂治疗的实验组有 71%（977/1364）的患者达到了预期的效果，是标准治疗组（56%，784/1381）的 2 倍（HR=2.00，95%CI：1.70 ~ 2.34，P < 0.0001），在不同的亚组及 12 周、36 周、52 周也观察到相似的稳定的疗效。肺炎的发生率在实验组和对照组分别为 3.4% vs.3.9%，其他严重不良反应在两组也没有显著性差异（图 3–1）。

【监管决策价值】pRCT 支持新药新型长效 Breo Ellipta 复方干粉吸入剂通过 EMA 审批，获得在哮喘患者中的适应证。

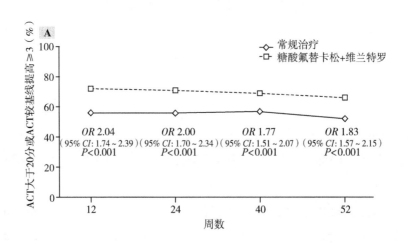

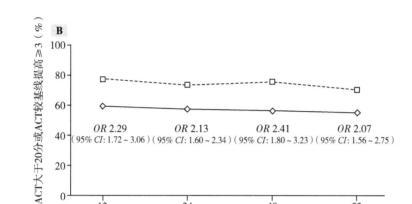

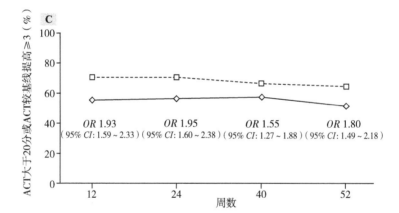

注：24 周时，患者 ACT 大于 20 分或 ACT 较基线提高 ≥ 3（%）。A：所有患者；B：对照组只接受吸入性皮质类固醇激素的患者；C：对照组接受吸入性皮质类固醇激素 ± 长效 β－激动剂治疗的患者。

图 3-1　主要终点

（濮存莹　刘述森　李爱华　窦丽霞　王江典）

参考文献

[1]PIAZZOLLA V A, MANGIA A. Noninvasive diagnosis of NAFLD and NASH. Cells, 2020, 9（4）：1005.

[2] 国家药监局 . 非酒精性脂肪性肝炎治疗药物临床试验指导原则（试行）.（2019-12-17）[2022-02-16]. https://www. nmpa. gov. cn/xxgk/ggtg/qtggtg/20191220141201879. html.

[3]SANYAL A J, FRIEDMAN S L, MCCULLOUGH A J, et al. Challenges and opportunities in drug and biomarker development for nonalcoholic steatohepatitis: findings and recommendations from an American association for the study of liver diseases-U. S. Food and Drug Administration Joint Workshop. Hepatology, 2015, 61（4）: 1392-1405.

[4]CAUSSY C, REEDER S B, SIRLIN C B, et al. Noninvasive, quantitative assessment of liver fat by MRI-PDFF as an endpoint in NASH trials. Hepatology, 2018, 68（2）: 763-772.

[5]MITCHELL M F, HITTELMAN W N, HONG W K, et al. The natural history of cervical intraepithelial neoplasia: an argument for intermediate endpoint biomarkers. Cancer Epidemiol. Biomarkers Prev, 1994, 3（7）: 619-626.

[6] 中华预防医学会妇女保健分会 . 子宫颈癌综合防控指南 . 北京: 人民卫生出版社, 2017.

[7]SCHILLER J T, CASTELLSAGUÉ X, VILLA L L, et al. An update of prophylactic human papillomavirus L1 virus-like particle vaccine clinical trial results. Vaccine, 2008, 10（Suppl 10）: K53-K61.

[8]U. S. Food and Drug Administration. FDA facts: biomarkers and surrogate endpoints.（2017-12-21）[2022-02-16]. https://www. fda. gov/about-fda/innovation-fda/fda-facts-biomarkers-and-surrogate-endpoints.

[9]WEI L, XIE X, LIU J, et al. Efficacy of quadrivalent human papillomavirus vaccine against persistent infection and genital disease in Chinese women: a randomized, placebo-controlled trial with 78-month follow-up. Vaccine, 2019, 37（27）: 3617-3624.

[10]WOUTERS O J, MCKEE M, LUYTEN J. Estimated research and development investment needed to bring a new medicine to market, 2009-2018. JAMA, 2020, 323（9）: 844-853.

[11]DIMASI J A, GRABOWSKI H G, HANSEN R W. Innovation in the pharmaceutical industry: new estimates of R&D costs. J Health Econ, 2016, 47: 20-33.

[12]MINISMAN G, BHANUSHALI M, CONWIT R, et al. Implementing clinical trials on an international platform: challenges and perspectives. J Neurol Sci, 2012, 313（1-2）: 1-6.

[13]WATERS D D, HSUE P Y. PCSK9 inhibition to reduce cardiovascular risk: tempering expectations. Circ Res, 2017, 120（10）: 1537-1539.

[14]Case study: using real-world data to expand eligibility criteria for phase Ⅱ inflammation trial. [2022-02-16]. https://ctti-clinicaltrials. org/wp-content/uploads/2021/06/ CTTI_RWD_Inflammation_Trial_Case_Study. pdf.

[15]Case study: using real-world data to expand eligibility criteria for phase Ⅲ endocrinology study. [2022-02-16]. https://ctti-clinicaltrials. org/wp-content/uploads/2021/06/ CTTI_RWD_Endocrinology_Case_Study. pdf.

[16]KIM E S, BRUINOOGE S S, ROBERTS S, et al. Broadening eligibility criteria to make clinical trials more representative: american society of clinical oncology and friends of cancer research joint research statement. J Clin Oncol, 2017, 35（33）: 3737-3744.

[17]KIM E. S, ULDRICK T S, SCHENKEL C, et al. Continuing to broaden eligibility criteria to make clinical trials more representative and inclusive: ASCO-friends of cancer research joint research statement. Clin Cancer Res, 2021, 27（9）: 2394-2399.

[18]LIU R, RIZZO S, WHIPPLE S, et al. Evaluating eligibility criteria of oncology trials using real-world data and AI. Nature, 2021, 592（7855）: 629-633.

[19]EVANS S R, PARAOAN D, PERLMUTTER J, et al. Real-world data for planning eligibility criteria and enhancing recruitment: recommendations from the clinical trials transformation initiative. Ther Innov Regul Sci, 2021, 55（3）: 545-552.

[20]LAI Y S, AFSETH J D. A review of the impact of utilising electronic medical records for clinical research recruitment. Clin Trials, 2019, 16（2）: 194-203.

[21]HPS3/TIMI55-Reveal Collaborative Group, BOWMAN L, HOPEWELL J C, et al. Effects of anacetrapib in patients with atherosclerotic vascular disease. N Engl J Med, 2017, 377（13）: 1217-1227.

[22]Heart Protection Study Collaborative Group. MRC/BHF heart protection study of cholesterol lowering with simvastatin in 20 536 high-risk individuals: a randomised placebo-controlled trial. Lancet, 2002, 360（9326）: 7-22.

[23]Reveal Collaborative Group, BOWMAN L, CHEN F, et al. Randomized evaluation of the effects of anacetrapib through lipid-modification（REVEAL）-a large-scale, randomized, placebo-controlled trial of the clinical effects of anacetrapib among people with established vascular disease: Trial design, recruitment, and baseline characteristics. Am Heart J, 2017, 187: 182-190.

[24]CUI C, YAN X, LIU S, et al. Real-world clinical outcomes of anticancer treatments

in patients with advanced melanoma in China: retrospective, observational study. International Journal of Surgery Oncology, 2019, 4（6）: e76.

[25]WOODCOCK A, BAKERLY N D, NEW J P, et al. The Salford Lung Study protocol: a pragmatic, randomised phase III real-world effectiveness trial in asthma. BMC Pulm Med, 2015, 15: 160.

[26]WOODCOCK A, VESTBO J, BAKERLY N D, et al. Effectiveness of fluticasone furoate plus vilanterol on asthma control in clinical practice: an open-label, parallel group, randomised controlled trial. Lancet, 2017, 390（10109）: 2247-2255.

[27]VESTBO J, LEATHER D, DIARBAKERLY N, et al. Effectiveness of fluticasone furoate-vilanterol for copd in clinical practice. N Engl J Med, 2016, 375（13）: 1253-1260.

[28]AKERLY N D, WOODCOCK A, NEW J P, et al. The Salford Lung Study protocol: a pragmatic, randomised phase III real-world effectiveness trial in chronic obstructive pulmonary disease. Respir Res, 2015, 16（1）: 101.

[29]WEDAM S, FASHOYIN-AJE L, BLOOMQUIST E, et al. FDA approval summary: palbociclib for male patients with metastatic breast cancer. Clin Cancer Res, 2020, 26（6）: 1208-1212.

第 11 章　市场准入与药物经济学

第 1 节　真实世界研究支持循证准入 ——以 C 药为例

以急性冠脉综合征（acute coronary syndromes，ACS）为主的缺血性心脏病是造成我国居民死亡的重要疾病，高达 17.6%，并带来了沉重的社会和经济负担。随着城市化进程加快、人口老龄化加剧和心血管危险因素的流行，未来 ACS 等高死亡、高住院、高花费的重大心血管病的发病风险仍呈现升高趋势。心血管疾病的治疗模型是典型的需要多种药物综合治疗的模式，ACS 患者在经过院内治疗后，仍需在出院后规律开展以阿司匹林和一种 P2Y12 受体拮抗剂的双联抗血小板治疗（DAPT）为主的抗栓治疗等二级预防措施，以期降低远期不良事件的发生风险。而院后药物治疗的依从性高低将是影响未来不良事件发生风险的重要因素。

自 1999 年首次提出复方制剂治疗心血管疾病以来，经过研究和专家论证，已经成为提高用药依从性的重要手段。多项研究显示，相较于多药联合治疗，复方制剂用于心血管疾病的二级预防可显著降低事件发生率且更具有成本效益。C 药的研发原理正符合目前 ACS 患者最常用的 DAPT 方案，将阿司匹林联合氯吡格雷制成固定剂量复方片剂（FDC）。FDC 特性一方面可简化患者治疗（一天仅吞服一片）；另一方面，复压片的工艺特性使肠溶包衣层可延迟释放肠片芯中的阿司匹林，以预防阿司匹林引起的不良反应，而外层为含硫酸氯吡格雷的速释层，可快速起效。两种特性均有利于增加患者出院后服药的依从性。

在建立卫生经济学模型支持市场准入和医保谈判的过程中，需要提供ACS 患者分别使用 C 药组和两药联合治疗组的依从性、远期不良事件发生风险，以及可能产生的卫生资源利用和成本数据。鉴于 C 药在中国尚未获批上市，C 药组的效果可由基于其他地区研究结果的模型模拟获得，而双药联合治疗的患者亦缺乏足够的高质量真实世界相关证据，难以为构建院后短期和长期卫生经济学模型提供基线风险数据，但这也为开展真实世界研究支持循证准入提供了切入点。

为填补上述证据的空白，我们在中国 ACS 患者中开展了双重抗血小板治疗的依从性及其对医疗资源利用和心血管不良事件风险影响的真实世界研究。研究采用基于既往数据库的回顾性观察性研究方法，根据 PICO 原则我们列出本研究的主要研究终点和次要终点：

（1）主要研究终点：描述 ACS 患者出院后 12 个月随访期内行 DAPT 疗法（氯吡格雷联合阿司匹林和替格瑞洛联合阿司匹林）的依从性。

（2）次要研究终点：①描述 ACS 患者基线特征。②描述在 12 个月随访期内全部患者和不同依从性分组的 MACE 事件和主要出血事件的发生。③描述在 12 个月随访期内整体住院事件和各终点事件的所花费的费用和住院时长。④描述不同依从性分组在长期随访（13 ~ 24 个月）中不良事件的发生情况。⑤描述在 12 个月内发生了事件的患者，在长期随访中不良事件的发生。⑥长期随访中发生不良事件的费用和住院时长。

根据既往数据开展 RWE 研究，真实世界研究团队的重要作用之一就是寻找满足研究需求的数据来源并开展适用性评价。根据研究需求，至少需要满足：①确诊为 ACS 患者。②有较完备的基线特征和患者出院带药信息。③能满足 24 个月的随访。④在随访期间可以抓取患者的处方信息和不良事件结局。⑤有基线和随访期间门诊和住院的费用数据等。涵盖 ACS 患者信息的高质量数据来源，主要从以下类型数据库进行筛选：①注册登记研究数据库（如 China-PEACE、CAMI、CCC-ACS、BRIC-ACS 等）。② EHR数据库（如济南、福州、厦门等区域性医疗数据库）。③医保支付数据库（如CHIRA 和区域性医保数据库如珠海、天津等）。

从源数据适用性评价的角度考虑以下内容：

（1）医院电子病历数据库最终未纳入考虑主要因为区域性数据库的关键变量覆盖程度有不确定性，因其本地区医院覆盖率多为 40% ~ 70%（如仅包括市属医院或仅包括三级医院），当患者发生事件且在超出覆盖范围的医院就诊时，无法取得相应信息而导致结局事件的缺失。

（2）注册登记研究一方面可及性较低（如中国人类遗传资源管理办公室申请和商用的开放性等）；另一方面，很多 ACS 的注册登记研究在人群定义（如仅涉及行 PCI 的 ACS 患者）、随访年限（无随访或仅一年随访）、多数无支付费用数据等方面的问题，亦无法完全满足本研究要求。

（3）医保支付数据库中，现阶段全国医保数据库和 CHIRA 等抽样性全国医保数据库尚无法商用，但区域性医保数据库凭借当地医保定点医院全覆盖、纳入医保患者的广覆盖、较长数据库随访时长、需要就诊报销的不良事件结局能够抓取、包含费用数据等特点成为本研究的首选数据库来源。

（4）从区域医保数据库相关性和可靠性的适用性评价角度出发，会进一步评价关键变量的完整性（样本量及如基线特征、处方信息、费用记录等的完整性）、数据准确性（如疾病和不良事件的诊断编码是否规范、病史合并症等的比例是否符合临床常规认知并开展横向比较、中位随访时长探查、死亡事件可否链接公安系统或疾控系统等），并开发清晰透明的数据治理方案和质量控制方案，保证在研究方案和统计分析计划的框架内，获得真实可靠的研究结果。

　　在本研究的设计和适用性评估方面，我们也希望跟各位读者分享我们的经验。

　　（1）考虑到时间与资源成本问题，RWE支持循证准入时仍多利用既往数据库资源，采取回顾性的观察性研究方法。

　　（2）区域医保数据库的特点可满足本研究的基本需求，但应用时应注意：①仅为某个区域的全部ACS患者，在研究结果的外推方面需要谨慎。②研究结局设定不适用于非必要就诊的结局事件（如小出血事件），且死亡结局是否可以与公安或疾控系统链接或仅可推断会影响死亡事件的可靠性。③非医保定点药店对研究的影响，患者可能会去此类药店购买药物，无法在医保系统中体现，尤其是阿司匹林等低售价药物，可能会低估用药的依从性。④如果研究需要更全面的基线特征，如实验室检查结果等，医保数据库可能无法满足。

　　（3）EHR和注册登记研究等数据库以样本代表性高、患者量大、基线特征丰富、数据采集质量较高等为主要优点，但前期需要充分评估其数据库可及性，若需要补充采集费用数据，需充分评估可行性和时间成本。

　　（4）研究执行在企业内部层面需要RWE、HEOR、准入、采购、财务、法务和合规等跨部门的通力合作，以递交材料为截点向前倒推各研究时间节点，并留出充分的后续建模时间与沟通时间。同时，如果涉及人类遗传资源信息，则需要预留更多时间给国际合作申请及信息对外提供或开放使用备案等流程。

　　（5）RWE支持准入要求需要具有药物流行病学的方法学理论、对数据库的深入理解和将HEOR需求翻译为RWE研究语言的能力，亟须培养和储备更多具有跨界思想和能力的人才。

（苏萌）

第2节 不同上市后药品的药物经济学评价
——以骨关节炎治疗领域为例

骨关节炎（osteoarthritis，OA）、心血管疾病及癌症被世界卫生组织并称为威胁健康的三大疾病。OA属于老年慢性退行性疾病，结合OA多发于中老年人群的病理特征，以及我国老龄化进程加快，骨关节患者人数将连年攀升。OA同时伴有沉重的经济负担和社会负担。在致残率方面，OA可导致关节疼痛、畸形与活动功能障碍，进而增加心血管事件的发生率及全因死亡率。据报告，OA的致残率可达53%；在卫生服务利用方面，膝OA患者因治疗OA而产生的年直接花费为8858元（2017年，当年人均可支配收入为25 974元），且每年因OA平均去医院就诊（11.8±4.1）次（2017年的两周门诊就诊率为13.0%）。

OA治疗目的主要以减轻或消除疼痛、改善或恢复关节功能、矫正畸形、减轻炎症、延缓软骨退化、减轻残疾、改善生活质量为主。骨关节炎的治疗可以被归纳为保守治疗和手术治疗两大部分，新版骨关节炎诊疗指南中将骨关节炎的手术治疗分为重建手术和修复性手术，只有当基础治疗和药物治疗无效时才会考虑进行手术治疗。非甾体类抗炎药物（nonsteroidal anti-inflammatory drugs，NSAIDs）是OA药物治疗中最为常见的一类药物，也是国际和国内OA诊疗指南推荐的OA治疗的一线药物。NSAIDs可以被分为传统NSAIDs和选择性COX-2抑制剂。据相关报道，选择COX-2抑制剂的不良事件发生率比传统NSAIDs要低。传统NSAIDs包括阿司匹林、布洛芬、双氯芬酸钠等药物，选择性COX-2抑制剂药物包括艾瑞昔布、塞来昔布、依托考昔等药物。艾瑞昔布作为我国自行研发的选择性COX-2抑制剂，自2011年上市以来被广泛地应用于OA及其他急慢性疼痛的症状缓解与治疗，虽然已有大量临床研究证据在国内外期刊当中进行了发表，但其应用于OA治疗的药物经济学评价却一直缺失。为了综合评价艾瑞昔布片的药物经济学效应，本研究选择了塞来昔布胶囊和双氯芬酸钠肠溶片2种在国内同样被广泛应用于OA治疗的选择性COX-2抑制剂和传统NSAIDs作为对照，综合艾瑞昔布片、塞来昔布胶囊和双氯芬酸钠肠溶片3种NSAIDs的成本、安全和疗效方面的数据，构建我国特有的OA治疗经济学评估模型，对艾瑞昔布片的药物经济性进行多维度的评价，为多方利益相关者提供参考政策依据。

基于研究目的，本研究主要包括以下4个方面的研究内容：模型构建、收集输入参数、进行经济学分析和基于研究结果提供相关建议。

（1）根据英国国家卫生和临床技术优化研究所（NICE）的OA经济学评估模型构建本研究使用的模型，该OA模型融合了Markov模型和决策树模型（图3-2、图3-3）。Markov模型一般以疾病的自然进展作为划分健康状态的依据，但是目前的OA治疗药物不能阻止或者逆转OA的疾病进程，因此本研究构建的经济学评估模型是基于纳入分析药物的不良事件进行健康状态划分的，对纳入的3种药品的不良事件进行归纳总结，在此基础上划分出健康状态。各个状态之间的转换在英国NICE模型的基础上，通过文献资料和专家访谈进行了必要的调整。该模型共包括了14个健康状态：无不良反应状态、消化不良状态、症状性溃疡及其治疗后状态、复杂性消化道疾病及其治疗后状态、心肌梗死及其治疗后状态、脑卒中及其治疗后状态、心力衰竭及其治疗后状态、慢性肾炎、死亡（图3-2）。模型模拟初始，模拟队列中所有患者均处于"无不良反应的OA"状态，模型运行后，模拟队列中患者将根据各个健康状态中的决策模型概率进行模拟分布。同时，该模型中内嵌了多个决策树模型决定不良反应状态的转换路径。本研究假设消化不良和症状性溃疡两个不良反应均在门诊治疗即可，即假设这两个状态的患者100%在门诊治疗。除此之外，复杂性消化道疾病、心肌梗死、脑卒中、心力衰竭和慢性肾炎等不良反应状态由模型内嵌的决策树决定患者接受门诊治疗或手术治疗（图3-3）。

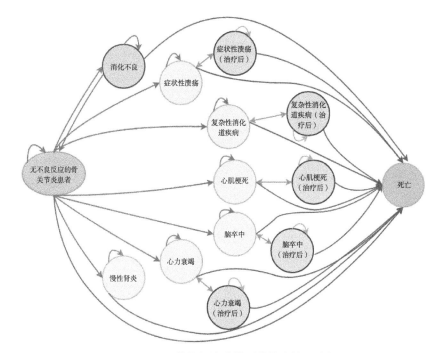

图 3-2 OA 药物经济学模型的状态转移路径

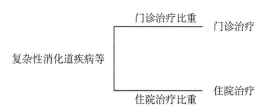

图 3-3 模型内嵌决策树示意

（2）根据 Markov 模型的特征，主要需要输入的变量包括成本、效用和转移概率三大部分。本研究的成本按照治疗的疾病分为 OA 的治疗成本和不良事件的治疗成本两部分；效用分为按照药物疗效不同而不同的无不良反应的 OA 状态和各个不良反应状态的健康效用；转移概率分为各个状态上的死亡率、不同药物治疗骨关节炎的不良反应事件发生率、各个不良事件的治疗有效率和复发率。模型输入变量的主要来源为文献资料、专家访谈、真实世界医疗大数据平台 3 个部分（表 3-2）。通过文献资料获取纳入分析的药品价格和推荐剂量信息、使用各项治疗策略产生的不良反应概率、不良反应疾病的治疗有效率及复发率、全人群死亡率和疾病别死亡率等信息；通过卫生经济学专家和临床医生访谈获取数据提取策略、骨关节炎药物治疗流程、药品推荐剂量等信息；通过医疗大数据库，收集药物治疗费用及各不良反应的治疗费用。数据来源为分布在全国 20 个省份的 170 家医院 HIS 系统，其中 28% 为一级医院，62% 为二级医院，10% 为三级医院。本次数据提取的思路为：①首先按照 ICD-10 疾病编码识别唯一诊断为相关不良反应的门诊 / 住院患者。②对被识别的患者按照意向条目提取该名患者的诊断信息、费用信息等。

表 3-2　模型输入变量资料收集方法

资料收集方法	文献资料	卫生经济学专家访谈	临床医生访谈	医疗大数据库
不良反应治疗成本	√	√	√	√
OA 药物治疗成本	√	√	√	√
健康效用	√			
转移概率	√		√	

（3）本研究采用的经济学分析方法为成本 – 效用分析，成本采用的是各个健康状态上的消耗费用，用金钱来度量；效用采用的是质量调整生命年（quality adjusted life year，QALY）来度量。使用的评估标准是增量成本效用值（incremental cost effective ratio，ICER），并以人均 GDP 作为支付阈值参考依据。并根据增量成本效用值对 3 种药物的经济性进行排序，做出经济学评估的结论。由于年龄是 NSAIDs 药物治疗 OA 不良反应的风险因素，65 岁以上人群较 55 ~ 65 岁组人群出现不良反应的风险要高，因此，本研究按照风险的大小，进行了两轮模拟，分别设置患者基线年龄为 55 岁和

65 岁及以上两个基线队列，对这两个基线水平进行分别模型，探究在不同不良反应风险水平情况下的卫生经济学结果差异。此外，本研究还对成本数据、健康效用数据、转移概率数据等各项输入变量进行单因素敏感分析，探索模拟结果的稳定性及探索结果的主要影响因素。

（4）通过真实世界数据、英国 NICE 数据参考和其他基于中国相关调查数据等资料收集来源，获取到模型输入参数中的成本部分、效用部分和转移概率部分。本研究主要发现以下 3 点：①低风险年龄组（55 岁年龄组）和高风险年龄组（65 岁年龄组）的结果相似。②从经济学角度出发，以双氯芬酸钠为基础，塞来昔布和艾瑞昔布提高的效用值要比双氯芬酸钠高，同时增加的成本也比双氯芬酸钠高。增量成本效果比的分析结果显示，与双氯芬酸钠相比，塞来昔布和艾瑞昔布的增量成本均在 1 倍人均 GDP 以内，塞来昔布和艾瑞昔布是具有经济性的。而艾瑞昔布相对于塞来昔布来说，也是增加了成本的同时提高了健康效用值，通过增量成本效果分析，我们发现艾瑞昔布和塞来昔布的增量成本效果也是在 1 倍人均 GDP 以内，艾瑞昔布较塞来昔布也具有经济性。③在敏感分析结果中，通过对贴现率等进行相关上下调整，以及对成本、效用和转移概率等关键变量进行 25% 的上下调整，我们发现在两个年龄组中所有两两比较的结果均在 3 倍人均 GDP以下，只是在高风险年龄组中，当消化不良效用风险值提高 25% 时，塞来昔布对比双氯芬酸钠的 ICER 值接近 3 倍人均 GDP，总体来说，模型的输出结果较稳定。通过分析每组成本效果分析的影响因素，显示消化不良和心肌梗死两个不良反应的发生率是结果的主要影响因素。

本研究构建的模型是基于英国 NICE 的 OA 经济学评估模型，并且利用了中国真实世界的成本数据，建立具有中国特色的药物经济学评估模型，能够进一步验证模型的稳定性和实用性。从现实意义上来说，本研究从循证医学角度，提供了艾瑞昔布片、塞来昔布胶囊和双氯芬酸钠肠溶片 3 种药品治疗骨关节炎的成本效果性。基于研究结果，本研究能够为患者、医疗服务提供方、医疗保险支付方、相关政策执行方等多方利益相关者提供实用性的建议。

（郭志伟　李一）

参考文献

[1]Cause of death in China using GBD data. [2022–02–16]. https://vizhub. healthdata. org/gbd-compare/.

[2] 医师协会急诊医师分会，国家卫健委能力建设与继续教育中心急诊学专家委员会，中国医疗保健国际交流促进会急诊急救分会. 急性冠脉综合征急诊快速诊治指南（2019）. 临床急诊杂志，2019，20（4）：253–262.

[3]ROSHANDEL G, KHOSHNIA M, POUSTCHI H, et al. Effectiveness of polypill for primary and secondary prevention of cardiovascular diseases（PolyIran）：a pragmatic, clusterrandomised trial. Lancet, 2019, 24, 394（10199）：672–683.

[4]LIN J K, MORAN A E, BIBBINS-DOMINGO K, et al. Cost-effectiveness of a fixed-dose combination pill for secondary prevention of cardiovascular disease in China, India, Mexico, Nigeria, and South Africa：a modelling study. Lancet Glob Health, 2019, 7（10）：e1346–e1358.

[5]YUN J E, KIM Y J, PARK J J, et al. Safety and effectiveness of contemporary p2y12 inhibitors in an east Asian population with acute coronary syndrome：a nationwide population based cohort study. J Am Heart Assoc, 2019, 8（14）：e012078.

[6]SUN X, ZHEN X, HU X, et al. Cost-utility analysis of imrecoxib compared with celecoxib for patients with osteoarthritis. Ann Transl Med, 2021, 9（7）：575.

[7]SUN X, ZHEN X, HU X, et al. Cost-utility analysis of imrecoxib compared with diclofenac for patients with osteoarthritis. Cost Eff Resour Alloc, 2021, 19（1）：22.

第 12 章　中医药的临床研究

　　中医药发源于古老的东方文明，其哲学基础源于中国传统文化"天人合一"与"阴阳五行"，是中国传统文化精华的集中体现，中华民族在与疾病长期斗争过程中，积累和总结了大量认识疾病和治疗疾病的经验，不断吸收和融合着各个时期先进的科学技术和人文思想，体现了中华民族对自然、社会、生命的独特认识，是中国传统文化的重要载体。中医药学经过历代医家的发展和创新，已形成了一个具有深厚哲学思想的中医药理论体系，其独特的临床疗效为维护人们的身体健康和实现中华民族的繁衍不息做出了不可磨灭的贡献。特别是新型冠状病毒肺炎（以下简称"新冠肺炎"）疫情暴发以来，中医药全程深度参与疫情的防控救治，形成了中西医结合"有机制、有团队、有措施、有成效"的"四有"中西医结合医疗创新模式，筛选出了以"三方三药"为代表的治疗新冠肺炎的中药方剂，有效降低了发病率、转重率和病死率，提高了治愈率，为抗击疫情、守护人民群众生命健康做出了重要贡献，中西医结合成了这次疫情防控的一大特点，也是中医药传承精华、守正创新的生动实践。

　　近年来，国家为推动中医药的发展出台了一系列的政策法规，2015 年国务院办公厅印发的《中医药健康服务发展规划（2015—2020 年）》，对当前和今后一个时期，我国中医药健康服务发展进行了全面部署，对于全面发展中医药事业、构建中国特色健康服务体系、深化医药卫生体制改革、提升全民健康素质及转变经济发展方式具有十分重要的意义。2016 年《中医药发展战略规划纲要（2016—2030 年）》明确了未来十五年我国中医药发展的方向，把中医药发展上升为国家战略。2017 年《中华人民共和国中医药法》正式实施，该法律是我国首部全面、系统体现中医药特点的综合性法律，是中医药事业发展史上的重要里程碑。2019 年《中共中央　国务院关于促进中医药传承创新发展的意见》对中医药事业发展提出了明确的要求，做出了战略性和全局性的部署。2021 年春节前夕，国务院办公厅发布了《关于加快中医药特色发展的若干政策措施》，此举突显了党中央、国务院对中医药工作的高度重视，彰显了中医药在国家经济社会发展中的战略价值。习近平总书记指出："充分发挥中医药防病治病的独特优势和作用，为建设健康中国、实现中华民族伟大复兴的中国梦贡献力量。"中医药发展不仅是健康中国战略的重要内容，也是当前深化医药卫生体制改革的着力点之一，应充分发挥中医药的独特优势，使这一宝贵资源在健康中国建设中发挥出更加积极的作用。国家对中医药发展的一系列战略部署，肯定了中医药在维护人民健康、发展社会经济、弘扬中国文化等方面的价值，中医药振兴发展迎来了天时、地利、人和的历史性机遇。

中医药的研究内容涉及面广泛且繁杂，涵盖了药材种植、理论、组方、药学、药理、临床研究等方方面面的内容，本章主要探讨近年来中医药临床研究，特别是真实世界研究的现状和代表性案例，希望为中医药的相关研究起到抛砖引玉的作用。

第 1 节　中药临床试验法规的相关要求

临床试验是评价药物疗效和安全性的唯一途径，而中药自古以来即源于形式多样的临床实践，十分注重临床观察。《神农本草经》记载"神农尝百草，一日而遇七十毒"，宋代《本草图经》记载了鉴别人参的方法"相传欲试上党人参者，当使二人同走，一人与参含之，一不与，度走三五里许，其不含人参者，必大喘，含者气息自如者，其人参乃真也"，形象体现了朴素的临床对照试验理念。中药新药临床试验的起步、规范和科学化是随着药品注册监管法规、技术要求和临床研究指导原则的颁布、实施和修订而逐渐发展起来的。1991年，人用药品注册技术要求国际人用药品注册技术协调会（ICH）指导委员会成立，该组织由欧盟、美国和日本三方17个国家的药品注册部门和生产部门组成，主要目的是为共同协商制订人用药物注册技术相关的标准和指导原则，致力于国际一体化标准的建立。1996年，ICH正式颁布了ICH-GCP。自此世界各国药物临床试验相关法律、规范逐步建立并被实施，药物临床试验遵循GCP的原则被正式确立，世界各国的GCP也在这个过程中逐渐成熟，药物临床试验实施逐步进入有序的管理阶段。而WHO在此期间也颁布了《WHO药物临床试验规范指导原则》，希望其成员国共同遵守实施。在此过程中，我国在药物临床试验监管方面积极学习国外科学的理念，中国GCP也在积极论证起草的过程中，1998年卫生部颁发《药品临床试验管理规范（试行）》，1998年成立国家药品监督管理局，1999年国家药品监督管理局颁发《药品临床试验管理规范》，2003年修订发布《药物临床试验管理规范》。2017年国家食品药品监督总局加入ICH，参考ICH-GCP修订的《药物临床试验质量管理规范》于2020年7月1日施行，新版GCP的实施标志着我国药物临床试验迈入一个新的纪元。

多年以来，中成药上市前临床试验主要采用的是随机对照试验，所验证的药品有效性、安全性数据是在严格设定入选和排除标准，甚至严格控制合并用药的理想医疗条件下获得，即所谓"太干净"的环境，使研究结果的外推性较差，这种理想的试验环境与现实医疗环境存在差距，所获得的有关药物有效性和安全性的信息不足以应对现实医疗环境中医患双方所面临的复杂问题。真实世界研究是在真实临床、社区或家庭环境下获取多种数据，从而评价某种治疗措施对患者健康真实影响的研究。2005 年，美国 FDA 颁布《药物流行病学研究规范》（GPP）指南，并于 2011 年修订。在 2011 年首届中国实效研究和循证医学高峰会议上，中国学者正式提出真实世界研究这一概念。谢雁鸣、刘保延等学者逐渐把"真实世界研究"理念引入中医药领域，主要用于中药注射液上市后安全性集中监测和中医药临床疗效评价等，谢雁鸣教授在中药上市后真实世界研究领域创新性地开展了大量工作。2019 年 10 月，中国中药协会、中国循证医学中心发布《中国中成药真实世界研究技术指导原则》征求意见稿，其针对 RWS 方法和中成药自身特点进行了阐述和指导。2020 年 1 月 3 日，国家药品监督管理局发布《真实世界证据支持药物研发与审评的指导原则（试行）》，对利用真实世界证据的药物研发评价做出指导。

中医药的临床实践强调辨证施治，其临床干预和评价有其特殊性和复杂性，RWS 的核心思想是直接获取真实临床病例的证据，最终目的是反映真实医疗实践活动。

（韩硕龙）

第 2 节　中医药开展真实世界研究的意义

一般来说，RCT 被认为是评价药物有效性的"金标准"，并为药物临床试验普遍采用。RCT 严格控制试验入组与排除标准和其他条件，并进行随机化分组，能够最大限度地减少影响因果推断的因素，使研究结论较为确定，所形成的证据级别也较高。但 RCT 严苛的入排标准可能会使试验人群对目标人群的代表性变差，所采用的标准干预与临床实践用药不完全一致；有限的样本量和较短的随访时间可能会导致 RCT 对罕见不良事件探测不足等。这些局限性，使得 RCT 的研究结论外推于实际临床应用时面临挑战。此外，对于某些缺乏有效治疗措施的罕见病和危及生命的重大疾病，常规 RCT 难以实施，或需高昂的时间成本，或可能引发伦理问题。因此，经严格科学设计和实施的真实世界研究，可以用来作为对 RCT 的替代或补充。

在药物研发领域如何利用真实世界证据，将其作为 RCT 的辅助证据，用以评价药物的有效性和安全性，已成为监管机构、药品生产企业和学术界共同关注且极具挑战性的问题。真实世界证据被应用于支持药物监管决策，涵盖上市前临床研究及上市后再评价等多个环节。例如，为新产品批准上市提供与有效性或安全性相关的证据；为已获批产品修改说明书提供证据，包括增加或修改适应证，改变剂量、给药方案或给药途径，增加适用人群，增加实效比较信息，增加安全性信息等；作为上市后要求的一部分支持监管决策的证据等。

2019 年 10 月 20 日《中共中央　国务院关于促进中医药传承创新发展的意见》提出"改革完善中药注册管理，加快构建中医药理论、人用经验和临床试验相结合的中药注册审评证据体系"；2020 年国家药品监督管理局发布的《中药注册管理专门规定》提出"中药注册审评应当采用中医药理论、人用经验和临床试验相结合的证据体系，综合评价中药的临床有效性、安全性"，人用经验成为中药新药研发的重要佐证资料。按照 2020 年国家药品监督管理局发布的《中药注册分类及申报资料要求》，中药人用经验适用于中药创新药中的"中药复方制剂"、中药改良型新药中的"增加功能主治"和"基于古代经典名方加减化裁的中药复方制剂"。人用经验对于临床适应证和目标人群没有特殊规定，人用经验与临床试验是序贯衔接关系，通过总结人用经验为临床试验的设计与实施提供良好的支撑。如果人用经验证据能够提示中药新药初步临床疗效和安全性，则建议豁免常规临床研发中Ⅰ期和（或）Ⅱ期临床试验，故可将真实世界研究与随机临床试验相结合，探索临床研发的新路径。

　　药物监管部门出台一系列政策支持真实世界证据用于产品研发、审评、监管等，在加速产品上市的同时，对于已经上市的药物，新增适应证通常情况下需要 RCT 证据支持，但当 RCT 不适合时，采用回顾性或前瞻性真实世界证据支持新增适应证更具可行性和合理性。真实世界证据的运用将贯穿于产品的全生命周期，服务产品终生。真实世界证据可取代部分传统 RCT 的作用，同时还将在持续的安全性和有效性的研究上，以及在产品上市后的学术研究中发挥巨大的作用。

（韩硕龙）

第3节　中医药真实世界研究的设计

　　关于真实世界研究设计方法和类型在本书相关章节有详细论述，本部分根据中医药自身特点，强调以下两点。

1. 研究目的和研究设计的考虑

　　将真实世界研究思路用于中医药的研究，是一个新的研究方向和新的研究理念，所以，其研究类型仍大致分为前瞻性真实世界研究和回顾性真实世界研究。医疗大数据时代的到来，为中医药开展真实世界研究开辟了一个新的"战场"。

　　目前，国内发表的中医药领域的真实世界相关研究论文多数为回顾性真实世界研究，即运用医疗电子数据库进行有目的的分析，需要事先提出研究目的，制订严格科学的研究方案，再进行数据提取和清洗，建立复杂的数学模型和高性能、高准确度的统计分析。少部分前瞻性真实世界研究多以已上市药物的安全性评价或销售策略为主要研究目的。但是，开展任何临床试验之前，都应当由药理毒理专家和临床专家等对整个研发过程中的药理毒理数据和临床数据进行综合评估，根据这些前期的疗效性和安全性的研究结果，确定开展进一步研究的目的。在此基础上，制订相应的临床研究方案，如在基础研究中有实验数据表明某药对某种疾病有治疗作用，或对某一特定实验室指标有安全性警示，那么在制订临床研究方案时，要重点考虑这些研究指标，进而形成从基础研究到临床研究的"证据链"。有时，因基础研究尚在不断开展，若有新的研究发现，对于正在或将要进行的临床试验方案也应进行必要的调整。

选择研究设计类型要考虑数据来源，重要的是要了解医疗大数据的特点。真实世界特征即为数量大、数据来源多样、区域不同，容易产生真实反映临床实际疗效的研究结果，根据目前国内环境和技术条件，中医药的真实世界研究主要考虑队列研究、病例对照研究等。

2. 疗效指标的设定

中医自古十分重视临床疗效，关于疗效评价的记载在古代医籍中非常多见，中医的疗效评价是根据治疗前后证候表现的对比进行评价。这是文献中和临床上最常见也是最多见的一种评价方法。《伤寒论》记载："凡得病，厥脉动数，服汤药更迟，脉浮大减小，初躁后静，此皆愈证也。"《外台秘要·深师方四首》："又黄芩汤，疗伤寒六七日发汗不解，呕逆下利，小便不利胸胁痞满微热而烦方。黄芩桂心（各三两）、茯苓（四两）、前胡（八两）、半夏（半升洗）、上五味切，以水一斗二升，煮取六升分为六服，日三服，夜三服，间食生姜粥，投取小便利为瘥。"瘥，病愈也。很明显这里将"小便利"作为瘥愈的评价指标。对于治疗的终点结局，远期疗效是评价药物疗效的终极评价指标。而对于短期疗效来说，尤其是病情比较复杂的病例，评价指标不一定判断准确。临床上常见经治疗后，短期内症状有所缓解或改善，但时间一长就失去效果，甚至不断加重、不断复发；另一种情况是，治疗后短期内临床表现似乎无明显变化甚至增加某些症状，但经过坚持一段时间治疗后，这些症状自然消除，并且疾病治愈，保持长期稳定的疗效，患者身体康复。

对于前瞻性研究，研究结局结合研究药物自身已有的实验基础和临床研究基础，一般选择短期替代指标或临床终点指标，在研究方案中要事先确定。而开展回顾性研究存在多种混杂因素，疗效指标可能需要同时使用多个指标相结合，包括替代指标、临床事件发生率、死亡率、复发率等。对于中医药的研究，还要考虑辨证论治的特点，需要收集中医证候特征的记录信息，同时，对于未上市的中成药，在通过院内制剂 HIS 系统数据开展上述方法的回顾性真实世界研究的同时，可根据研究结果，总结出更合适的适应证。

中医证候疗效评价是中药新药临床试验的显著特征和重要部分，中医证候评价量表是根据中医证候相关的症状、体征轻重及对中医证候属性确定的贡献度进行赋分。如果量表缺乏信度、效度评价，不宜采用减分率作为疗效评价指标，最好采用消失率 / 复常率作为疗效评价指标，按二分类资料进行统计比较分析。

（韩硕龙）

第4节　中医药真实世界研究应用案例

中医药是我国最早引入并开展真实世界研究实践的领域。目前，可以通过队列研究、病例对照研究、巢式病例对照研究、横断面研究等基本的流行病学研究方法，注册登记研究，以及利用在日常诊疗中形成的数据库，如 HIS 系统等方式实现。其中，队列研究是中医药领域开展较多的研究类型。近年来，中医药临床研究领域中也涌现出了大量真实世界研究实例。在一项基于中国临床试验注册中心平台（www.chictr.org.cn）的注册信息，对中医药真实世界研究现状进行统计分析的研究中，截至 2019 年 11 月，共有中医药真实世界研究 92 项，总样本量 2 466 311 例，多为前瞻性研究；其中以评价有效性为目的的研究 74 项，评价安全性的集中监测研究 18 项。在信息爆炸的大数据时代，随着电子病历系统的普及，庞大的医疗信息以前所未有的速度增长，使医疗领域大数据研究成为研究热点。将中医药大数据共享整合，并在此基础上进行分析，可以极大地提高中医药研究效率。此外，数据来源的获取将更加广泛、全面和开放，数据拥有者与研究机构之间的合作更加紧密，数据的质量管控也将逐步完善和成熟；真实世界研究以其自身的特点，契合中医整体观念和辨证论治的基本特征，在中医药临床研究领域将发挥其重要的作用，在药品研发和审批中也将占据重要地位；真实世界研究在药品上市后在评价方面对药品临床效果和安全性评价将发挥重大的作用。

一、基于古代经典名方和真实世界研究证据获批上市的清肺排毒颗粒等抗疫"三方"

2021 年 3 月 2 日，国家药品监督管理局通过特别审批程序应急批准中国中医科学院中医临床基础医学研究所的清肺排毒颗粒、广东一方制药有限公司的化湿败毒颗粒、山东步长制药股份有限公司的宣肺败毒颗粒上市。"三方"是新冠肺炎疫情暴发以来，在武汉抗疫临床一线众多院士、专家筛选出有效方药清肺排毒汤、化湿败毒方、宣肺败毒方的成果转化，也是中药注册分类改革后首次按照《中药注册分类及申报资料要求》"3.2 类：其他来源于古代经典名方的中药复方制剂"审评审批的中药新药品种。

在抗击新型冠状病毒肺炎疫情过程中，基于古代经典名方射干麻黄汤、小柴胡汤、五苓散、麻杏石甘汤的清肺排毒汤，取得了显著的疗效，并有广泛基于人用经验和真实世界研究的临床证据。以其为代表的"三方"，为基于古代经典名方化裁和基于真实世界人用经验证据的古代经典名方中药复方制剂新药申报探索了路径。

一项大样本多中心回顾性清肺排毒汤真世界研究，共纳入中国 9 个省份 54 家医院 782 例新冠肺炎住院患者的数据。所有患者均在使用西药的基础上按《新型冠状病毒肺炎诊疗方案（试行第七版）》使用清肺排毒汤进行治疗。根据首次临床症状出现至开始使用清肺排毒汤的时间，将患者分为 ≤ 1 周组、2 周组、3 周组和＞ 3 周组（＞ 21 天），以探讨清肺排毒汤治疗时间早晚与临床结局改善的关系。研究结果表明，在轻型、普通型患者和重症、危重型患者中，早期使用清肺排毒汤可显著改善临床痊愈时间、临床痊愈率及核酸转阴天数、病程时间等指标。与首次出现症状 3 周后给予清肺排毒汤治疗相比，早期使用清肺排毒汤治疗的患者临床痊愈时间显著缩短 2 ~ 3 倍（≤ 1 周组 *vs.* ＞ 3 周组 =3.81，95%*CI*：2.65 ~ 5.48；2 周组 *vs.* ＞ 3 周组 =2.63，95%*CI*：1.86 ~ 3.73；3 周组 *vs.* ＞ 3 周组 =1.92，95%*CI*：1.34 ~ 2.75）；病毒核酸转阴中位时间分别从 17 天依次递减为 13 天、12 天、12 天（*P*=0.0137）；病程中位时间从 34 天依次递减为 24 天、21 天和 18 天（*P* ＜ 0.0001）；住院中位时间由 18 天依次递减为 15 天、15 天、14 天（*P* ＜ 0.0001）。

李静研究团队基于 2020 年 1 月至 5 月，湖北省 15 家定点医院的全部新冠肺炎患者的住院电子病历，提取了患者的临床特征、治疗过程和结局等相关数据。研究共纳入 8939 例住院新冠肺炎住院患者，其中 29% 接受清肺排毒汤治疗。未接受清肺排毒汤治疗的患者院内死亡率为 4.8%，而与之相比，接受清肺排毒汤治疗的患者死亡率仅为 1.2%。

本节以回顾性真实世界研究《清肺排毒汤治疗轻型 / 普通型新型冠状病毒肺炎 295 例多中心临床研究》为例，将主要内容摘要如下。

（1）研究方法：采用非随机对照的真实世界研究设计。

（2）入选标准：①新型冠状病毒感染的肺炎确诊病例。②临床分型为轻型或普通型。③年龄在 18 周岁以上。④流感病毒核酸检测阴性。⑤患者知情同意。⑥住院期间服用清肺排毒汤治疗。

（3）排除标准：①孕产妇，尿妊娠试验阳性者。②治疗期间不能保证服药依从性的患者，难以通过口服给药的患者。③合并呼吸系统基础性疾病者，合并恶性肿瘤、精神疾病等其他系统恶性疾病者。④对试验用药过敏者、服药不耐受者。

（4）收集数据来源：收集武汉地区 5 家方舱医院（武昌方舱医院、经开方舱医院、江汉方舱医院、硚口方舱医院、新洲方舱医院）2020 年 2 月 5 日至 3 月 10 日服用了清肺排毒汤治疗且病历资料相对完善的 354 例新冠肺炎确诊病例的数据。最终，经剔除病例后纳入研究的样本有 295 例。其中，清肺排毒汤组 199 例，联合用药组 96 例。

（5）研究分组：全部患者均服用清肺排毒汤，根据是否联合抗病毒药治疗分为清肺排毒汤组、联合用药组。其中联合用药组在服用清肺排毒汤的基础上，联合使用抗病毒药，如阿比多尔等，可以使用抗菌药治疗、《新冠肺炎诊疗方案（第六版）》推荐的中成药治疗及对症治疗。

（6）疗效指标：重症 / 危重症转化率、平均住院时间、主要临床症状消失时间（指从入院开始至主要临床症状首次消失的时间，且症状消失持续至少 72 小时）、核酸转阴时间（为从入院治疗开始至连续 2 次转阴中的第 1 次转阴的时间）、胸部 CT 影像学改善情况。

（7）数据采集：以患者的住院病历为基础，采用统一规范的数据提取表格对纳入病例的住院信息进行全面采集。医生记录研究病历，将研究病历、各类检查单拍照上传数据管理系统，数据管理员根据原始数据进行数据录入。所有数据进行脱敏处理。

（8）研究结果：主要症状消失时间比较，清肺排毒汤组的咯痰消失时间（2 天）短于联合用药组（6 天），具有统计学差异（$P < 0.05$）。在发热、咳嗽、乏力等其他症状的改善方面，两组比较无统计学差异（$P > 0.05$）。295 例患者在出院之时均无不适症状。清肺排毒汤组患者住院时间（9 天）

短于联合用药组（16天）（ $P < 0.05$ ）。联合用药组的核酸转阴时间（10天）较清肺排毒汤组（5天）长（ $P < 0.05$ ）。清肺排毒汤组患者胸部CT改善情况（95%）优于联合用药组（91.2%）（ $P < 0.05$ ）。重症/危重症转化率均为0。

总结清肺排毒汤的临床研究，显示了其治疗新冠肺炎的良好疗效和较好的安全性，认为其能显著缩短住院天数、核酸转阴时间，缩短发热、乏力、咳嗽时间，提高胸部CT改善率等，同时能降低轻型、普通型患者的转重率，改善实验室检查指标。越早使用清肺排毒汤治疗则疗效越显著。

二、上市后中成药真实世界研究概览

中成药上市前的RCT主要目标是观察和确定药物在限定的理想条件下，所产生的治疗效力是否与预期结果一致，为药品上市提供基本的、不可或缺的安全性保证，属于效力试验，但存在样本量偏小、有较为严格的年龄范围限制、用药条件限制、较短的用药时间等问题。而真实世界研究规模更大，证据资源更丰富，用于决定效果、临床实践中真实的获益、风险和治疗价值，是对RCT重要的补充和佐证。本节以最新发表或具代表性的中成药真实世界研究为例，为上市后中成药研究提供参考。

李学林等开展了一项丹红注射液的安全性监测研究，纳入全国6个省37家医院自2009年4月至2013年8月使用丹红注射液的30 888例患者，以评价丹红注射液在真实世界使用的安全性。结果发现丹红注射液不良反应的发生率为3.50%，且其中轻、中度不良反应占92.60%，大多数不良反应无须特殊治疗，停药后即可消失。

艾青华等整合了全国20家医院HIS系统中51 898例使用参芪扶正注射液和32 111例使用另一种中药注射液的肿瘤患者的数据，采用倾向性评分法评价了真实世界中参芪扶正注射液对肿瘤患者临床结局的影响，最后得出结论，在对症治疗的基础上，参芪扶正注射液可以降低肿瘤患者的死亡率。

程吟楚等采用回顾性队列研究设计，连续纳入了在 2017 年 9 月至 2020 年 11 月使用过复方青黛胶囊的患者。患者资料来自 5 个省（市）13 家医院的电子病历数据。采用描述性统计方法，分析复方青黛胶囊使用人群特征、用药模式和药品相关不良事件的发生率，使用多因素 Logistic 回归探讨不良事件的影响因素。共计纳入 48 288 例患者，性别比例约 1：1，中位年龄 30 岁。结果表明，复方青黛胶囊的药品相关不良事件的发生率为 14.39‰[95%CI（13.35‰，15.50‰），$n=695$]，严重相关不良事件的发生率为 0.062‰[95%CI（0.013‰，0.18‰），$n=3$]，分别为 1 例剥脱性皮炎、1 例消化道出血、1 例皮疹。未发现常见（发生率超过 1‰）的不良事件。不良事件的发生时间距离用药的中位时间为 11 天（IQR：6，15）。从表现和累及器官来看，消化道症状占比较高（主要为肝功能异常和消化道不适），其次为皮肤和神经系统损害。且主要危险因素为高龄、男性、高剂量、长疗程和多药联用。结论：复方青黛胶囊的相关不良事件总体发生率约为 14.39‰。提示对高危人群进行重点管理，或能够进一步提高复方青黛胶囊的用药安全性。

在 2021 年初，河北省石家庄市和邢台市新冠肺炎流行期间，宫晓薇等开展了一项在被隔离人群中应用连花清瘟预防新冠肺炎的真实世界研究，该研究根据是否服用连花清瘟分为治疗组和对照组。主要研究终点是在隔离医学观察期内鼻、咽拭子核酸检测的阳性率。结果显示，共纳入 1976 例患者（治疗组 1101 例和对照组 875 例），治疗组在隔离医学观察期（14 天）内鼻、咽拭子核酸检测阳性率明显低于对照组（0.27% *vs.* 1.14%，平均差异：−0.87%，95%CI：−1.83 ~ −0.13，$P=0.0174$）。在不同密切接触状态受试者中，密切接触者隔离医学观察期（14 天）内鼻、咽拭子核酸检测阳性率治疗组与对照组无明显统计学差异（6.45% *vs.* 11.43%，$P=0.6762$）；次要密切接触者治疗组阳性率显著低于对照组（0.09% *vs.* 0.71%，$P=0.0485$）。未报告严重不良事件。

药品上市后，真实环境下使用者数量扩大，有效性是否与上市前临床试验中评价的相同；联合用药时，药效是否能稳定发挥？真实世界研究可以帮助药企深入探究上市后中成药的真实临床效果，获得更全面的安全性和有效性信息，还能增加更多的临床应用价值，取得符合真实临床情况的成果。同时，真实世界研究具备以真实临床为研究环境、外部效度高、样本量大等众多优势。

案例：助力传统中药临床证据积累，引领研究数字化创新

中医药经过千百年的沉淀与革新，是中国文明的瑰宝，也是中国人民智慧的结晶。但中药长期以来由于文化及理念等差异，在世界范围内饱受争议。2019年5月，在第七十二届世界卫生大会中，起源于中医药的传统医学被首次纳入。长久以来，中国政府更是积极出台政策，对中医药进行保护、传承与发展。从2016年2月国务院印发《中医药发展战略规划纲要（2016—2030年）》，到2019年10月国务院出台的《促进中医药传承与创新发展的意见》，以及2020年9月更新的《中药注册分类及申报资料要求》，再到2021年国务院颁布了关于加快中医药特色发展若干政策的通知，政府从政策层面加大了对于中医药规范化的引导力度。

中医药领域的真实世界研究也随着真实世界研究和中医规范化的推进，获得越来越多的关注和支持。2019年10月，《中国中成药真实世界研究技术指导原则》的发布成为中医药发展领域一个重要的里程碑，推动了中药领域真实世界数据的进一步发展。

1. 研究背景：传统中药的现代需求

克痢痧源于我国浙江省南部地区民间，是浙江南洋药业有限公司以民间古方、秘方为基础，将苍术、白芷、猪牙皂、石菖蒲、丁香、荜茇等十二种名贵中药材采用现代科学方法研制而成，临床适应证为：①急性肠炎、急性胃肠炎、胃肠型感冒、细菌性痢疾、结肠炎等引起的发热、恶

心、呕吐、腹痛、腹泻、里急后重等。②肠易激综合征、溃疡性结肠炎、菌群失调、肝硬化等引起的腹泻。③中暑引起的胸脘满闷、恶心欲吐、腹痛、腹泻、发热、头痛、乏力、肢倦、昏厥不省等。

克痢痧胶囊在临床已应用多年，经验表明其对急性腹泻有较好的治疗效果。目前克痢痧胶囊已被《脾胃湿热证中医诊疗专家共识意见（2017）》《泄泻中医诊疗专家共识意见（2017）》《溃疡性结肠炎中医诊疗专家共识意见（2017）》等共识中推荐。

由于现有的临床数据样本量较小，且缺少近期临床数据，为了积累克痢痧胶囊在广大人群中真实世界应用的数据，进一步为临床用药提供更多的循证证据，杭州苏泊尔南洋药业有限公司发起了克痢痧真实世界数据研究性项目，项目以浙江大学医学院附属邵逸夫医院为组长单位，上海梅斯医药科技有限公司作为合同研究组织负责项目执行。

2.研究设计亮点：数字化创新助力真实世界研究

克痢痧真实世界研究的目的是了解克痢痧胶囊在实际临床中的应用情况，评价医生在急性腹泻、中暑等适应证中的应用模式，并进一步评估其在真实世界中对于急性腹泻转归的影响，观察影响腹泻等症状改善的影响因素，同时观察克痢痧在研究人群中的安全性。研究方案设计时同时考虑中西医的诊断及受众人群，运营中采用数字化创新方式支持项目执行。

由于克痢痧胶囊源于浙江省南部地区，在此地域家喻户晓，所以项目开展区域首选浙江地区，而目前产品市场也主要集中在浙江省，且受众人群广泛。其次通过对克痢痧胶囊疾病领域的分析，判断目标人群大多分部于基层医院的消化科及急诊科。经过综合考虑，虽然克痢痧胶囊在市场上群体接受度较大，受试人群病源数量及入组病源相对稳定，但是参研中心中乡/县医院占比高，参与研究的受试者年龄跨度较大、文化程度相对低，所以用常规方式随访难度较大。

项目采用了线下结合线上的灵活有效的随访方式，通过医生门诊随访数据采集、患者自报（填写纸质或 ePRO 系统电子问卷）及呼叫中心电话随访三大途径收集真实世界研究数据，以降低患者脱落率，提高数据完整性及有效率。为了提高数据录入的准确性、减少录入的误差、减少研究者工作量、提高录入效率，本项目中使用了梅斯医学资助研发的 ePRO 及 EDC 系统，双系统联通后，ePRO 数据相关字段自动同步 EDC 系统，医生端只需定期完整的进行患者问卷填写并及时检查即可。另外，针对门诊未及时收集到患者日记或未及时填写电子问卷的患者，呼叫中心将电话询问患者记录与患者日记卡上的信息并录入至 EDC 系统以辅助随访。

3. 项目运营数据统计：全面开展，实现先驱目标

克痢痧真实世界研究项目于 2019 年 3 月获得组长单位批件，一个半月内完成了线上全国启动会，预计纳入 80 家（实际纳入 133 家）研究中心145 位研究者（研究流程如图 3-4 所示）。研究中心覆盖浙江省 11 个省辖市中的 10 个，其中杭州市和绍兴市纳入中心数最多，各有 35 家。在 145 位研究者中，一级医院研究者占比最高，为 47.5%（69/145），其次是社区卫生服务中心 / 服务站，占比 46.8%（68/145），二级医院和三级医院研究者各占4.8%（7/145）和 0.6%（1/145）。

项目启动到中期分析共耗时 6 个月，启动到完成最后一例受试者入组耗时 14 个月，于 2020 年 7 月完成最后一例患者入组。末例受试者入组到完成 SAR 耗时 4 个月，于 2021 年 5 月完成项目结题。

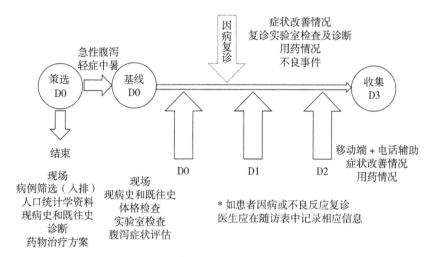

图 3-4　克痢痧真实世界研究流程

本项目总计入组 8078 例患者，研究完成的患者为 6870 例，完成率约为 85%。纳入患者人数最多的城市为绍兴市，共计纳入 2241 例，其次为杭州市，共 1437 例（图 3-5）。

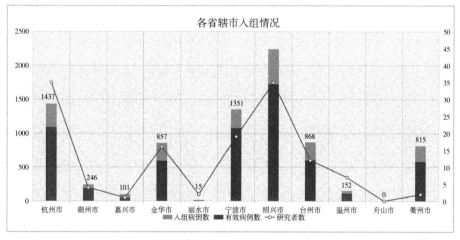

A

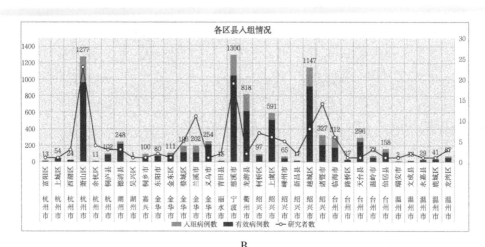

B

图 3-5　克痢痧真实世界研究入组情况（A 为省辖市，B 为区县）

纳入的 8078 例患者中，呼叫中心随访跟进的病例共 7441 例，随访跟进有效率达到 92.1%，跟进的数据有效率为 82.3% 以上。整体研究的患者脱落率被控制在 15% 以下。此次项目中，仅 4 例患者采用了纸质 PRO，原因在于纳入患者整体年龄较高，对数字化手段的适应能力较低。呼叫中心的随访跟进是本次研究项目按时有效完成数据采集的重要一环（图 3-6）。

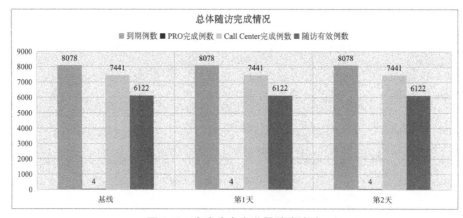

图 3-6　克痢痧真实世界随访统计

4.结语

以现代医学的统计标准评判中药真实世界数据与临床应用的规范性和循证要求仍然存在差距。采用真实世界研究的方式，对数据进行严格的收集、清洗及处理，以及科学的统计分析将有助于中医药领域产生有价值的真实世界证据。

在医学与科技共同进步和发展的时代，创新一直是中医药发展的主题之一。在克痢痧真实世界研究项目中，数字化创新对项目的执行和结果带来了良好的效果，患者脱落率降低，数据质量得到了理想的提升。在未来，随着理论、技术与制度的不断发展与完善，创新方式将被灵活且精准地应用于真实世界研究的各个环节。这不仅对于传统的中药与西药，对于各类创新药物，真实世界研究结合技术创新都能产生宝贵的价值，共同护卫全世界人民的健康，推动人类医学的进步。

（韩硕龙　陶鋆　陆瑞华）

第 5 节　中医药真实世界研究与循证医学

循证医学自诞生以来，以证据为基础的思维模式得到了医学领域的广泛认同，影响着医学理论与临床实践的发展。循证医学强调运用最佳的研究证据，在考虑患者价值观、意愿及临床环境后做出最佳决策，注重研究结果向实践转化、后效评估和持续改进。鉴于循证医学是国际公认的方法学和标准，用来评价中医药临床疗效得到了中医药界诸多权威专家的认可。因此，如何融合现代临床流行病学与循证医学理念和方法，构建符合中医特点、符合国际规范的临床研究评价模式是亟待解决的关键科学问题。近年来，中成药领域开展了多项影响力较大的随机对照临床研究。

2017 年 6 月，发表在《美国心脏病学会杂志》上的一项由中国科学家进行的系统综述，系统评价了传统中医药治疗心脏疾病的证据和潜在的机制。研究人员系统评估了中成药治疗疾病的有效性和安全性，以及中药活性成分对系统的药理作用和潜在机制。结果表明，中成药可用作心血管疾病一级和二级预防的补充和替代治疗手段。然而，需要进一步通过严格设计的 RCT 来评估中成药对心血管疾病患者长期硬终点的影响。其中，包括了早在 2008 年开展的一项中药血脂康对中国人群冠心病二级预防的临床研究，研究目的为评价血脂康对中国既往心肌梗死患者脂蛋白和心血管终点的影响，4870 例患者被随机分配到安慰剂组或血脂康组，平均 4.5 年，主要评价指标是主要冠状动脉事件（非致命性心肌梗死和冠心病死亡）。安慰剂组和血脂康组的主要终点发生率，分别为 10.4% 和 5.7%，绝对和相对下降分别为 4.7% 和 45%。血脂康组还显著降低了 30% 和 33% 的心血管死亡和总死亡率，冠状动脉血运重建的比例降低了 1/3，同时降低了总胆固醇、低密度脂蛋白胆固醇和甘油三酯水平，提高了高密度脂蛋白胆固醇水平。研究结果显示，血脂康长期治疗可显著减少冠状动脉事件、心血管事件和死亡的发生，改善脂蛋白调节，安全且耐受性好。同年，凭借该研究证据，其进入《血脂康临床应用中国专家共识》，可谓是中药循证医学走向国际的先驱。

2012 年开展了一项中药芪苈强心胶囊的临床研究。该研究入选了 512 例诊断明确的心力衰竭患者，且接受规范化西药治疗，包括利尿剂、β 受体阻滞剂、血管紧张素转换酶抑制剂及强心类药物，在此治疗基础上稳定 2 周，随机分为治疗组和对照组，治疗组加用芪苈强心胶囊。治疗 12 周后，结果显示两组氨基末端脑钠肽前体（NT-proBNP）均减少，但芪苈强心胶囊组比对照组的降幅更显著；芪苈强心胶囊治疗组降低 30% 的人数比例为 47.95%，多于对照组的 31.98%（$P < 0.001$）。芪苈强心胶囊可显著提高左心室射血分数，缓解心慌气短、浮水肿、乏力等症状，改善慢性心力衰竭患者的生活质量。该研究结果发表在国际心血管领域顶尖级杂志《美国心

脏病学会杂志》（影响因子为 19.896）上，《美国心脏病学会杂志》编辑部为此发表评论"让衰竭的心脏更加强劲：中国传统医学给我们的启示，该研究开启了心力衰竭治疗协同作用的希望之门。"芪苈强心胶囊也因此先后列入《中国心力衰竭诊断与治疗指南 2018》《心力衰竭中西医结合诊疗专家共识》《中国扩张型心肌病诊断和治疗指南》，成为指南中唯一推荐的中成药。

　　综上可以认为，RCT 与真实世界研究相互补充，RCT 在理想严格的环境下提供医疗产品或药品有效性的证据，而真实世界研究在真实世界的环境下提供有效性证据，仅从这一点理解，真实世界研究在研究设计和方法学层面上与传统的临床研究并无差异。两者均为在循证医学研究中获取研究证据的重要途径。有学者建议，真实世界研究最大限度地满足了中医药个体化、动态性的治疗特点，契合了临床的复杂性。在中医药临床疗效的循证评价方法建立中必须坚持以真实世界为抓手，多种评价方法并用，在不同的运用场景下，选择不同的评价方法。在上市中成药的临床疗效再评价上，建议采用"真实世界 + 循证医学"的复合模式；在中医药防治慢性疾病、治疗优势病种及潜在优势病种的疗效评价上，建议采用"真实世界 + 单病例研究"的复合模式；在医学人文教育及人文关怀的临床疗效评价上，建议采用"真实世界 + 叙事医学"的复合模式。由此，可以形成以真实世界为基础，进而根据运用场景的不同，灵活采用满足场景特点的评价方法，组成符合中医药特色、契合循证需求的中医药临床疗效循证评价体系。

（韩硕龙）

参考文献

[1] 刘雅莉，谢琪，刘保延，等 . 临床试验百年历程概述 . 中国循证医学杂志，2016，16（11）：1241-1249.

[2] 杨松，马龙腾，张菁菁 . 中国临床医学真实世界研究施行规范 . 解放军医学杂志，2018，43（1）：1-6.

[3] 任德权 . 真实世界研究、GCP 和风险最小化 . 中国中药杂志，2012，37（18）：

2681–2682.

[4] 刘保延.真实世界的中医临床科研范式.中医杂志，2013，54（6）：451–455.

[5] 谢雁鸣，毛平，田峰.真实世界研究在中药上市后临床再评价中应用前景的探讨.中药新药与临床药理，2010，21（3）：324–327.

[6] 孙鑫，张俊华，王雯，等.制定中国中成药真实世界研究技术指导原则，促进中成药临床研究向决策证据转化.中国循证医学杂志，2020，20（9）：993–999.

[7] 张俊华，孙鑫，李幼平，等.循证中医药学的现在和未来.中国循证医学杂志，2019，19（5）：515–520.

[8] 元唯安，朱蕾蕾，胡薏慧，等.关于中医临床疗效评价的若干思考.世界科学技术（中医药现代化），2013，15（4）：743–745.

[9] 王辉，胡海殷，季昭臣，等.基于临床试验注册信息分析中医药真实世界研究现状.世界中医药，2019，14（12）：3127–3134.

[10] 孙易娜，吕文亮，李昊，等.清肺排毒汤治疗轻型 / 普通型新型冠状病毒肺炎295 例多中心临床研究.中医杂志，2021，62（7）：599–603.

[11] 李昊，吕文亮，孙易娜，等.2019 冠状病毒病 749 例患者中医药治疗的真实世界临床研究.中华中医药杂志，2020，35（6）：3194–3198.

[12]SHI N N，LIU B，LIANG N，et al. Association between early treatment with Qingfei Paidu decoction and favor-able clinical outcomes in patients with COVID–19：a ret-rospective multicenter cohort study. Pharmacol Res，2020，161：105290.

[13] 孟军华，何阳，陈茜，等.清肺排毒汤治疗普通型 / 重型新型冠状病毒肺炎的回顾性研究.中国医院药学杂志，2020，40（20）：2152–2157.

[14]ZHANG L，ZHENG X，BAI X，et al. Association between use of Qingfei Paidu Tang and mortality in hospitalized patients with COVID–19：a national retrospective registry study. Phytomedicine，2021，85：153531.

[15]LI X L，TANG J F，LI W X，et al. Postmarketing safety surveillance and reevaluation of Danhong injection：clinical study of 30 888 cases. Evid Based Complement Alternat Med，2015，2015：610846.

[16] 艾青华，曾宪斌，谢雁鸣.基于倾向评分法研究真实世界参芪扶正注射液对肿瘤患者临床结局的影响.中国中药杂志，2013，38（18）：3129–3136.

[17] 程吟楚，吴紫阳，石伟龙，等.基于回顾性真实世界数据的复方青黛胶囊上市后安全性评价.药物流行病学杂志，2021，30（8）：529–535.

[18]GONG X，YUAN B，YUAN Y，et al. Efficacy and safety of lianhuaqingwen capsules for the prevention of coronavirus disease 2019: a prospective open-label controlled trial. Evid Based Complement Alternat Med，2021：7962630.

[19]HAO P，JIANG F，CHENG J，et al. Traditional Chinese medicine for cardiovascular disease: evidence and potential mechanisms. J Am Coll Cardiol，2017，69（24）：2952–2966.

[20]LU Z，KOU W，DU B，et al. Effect of Xuezhikang，an extract from red yeast Chinese rice，on coronary events in a Chinese population with previous myocardial infarction. Am J Cardiol，2008，101（12）：1689–1693.

[21]LI X，ZHANG J，HUANG J，et al. Efficacy and safety of Qili Qiangxin capsules for Chronic Heart Failure Study Group. a multicenter，randomized，double-blind，parallel-group，placebo-controlled study of the effects of qili qiangxin capsules in patients with chronic heart failure. J Am Coll Cardiol，2013，62（12）：1065–1072.

[22]雷黄伟，吴清杰，陈子文，等 . 中医药临床疗效循证评价的现状与对策研究 . 中华中医药杂志，2020，35（4）：1637–1641.

[23] 王家驹 . 克痢痧胶囊治疗感染性腹泻 453 例临床疗效观察 . 中成药研究，1987（6）：20–21.

第 13 章　已上市药物的说明书变更

第 1 节　增加适应证申请——E 药

上市后临床研究对于在更广泛患者人群中确定上市药品的有效性和安全性是必不可少的研究方式，同时也是开发新适应证的重要途径。对于成熟产品，上市后临床研究基于已有的医学证据，为产品更新治疗领域、延长生命周期提供了有力支持。

E 药是一种铂类衍生物，具有广谱的体外细胞毒性和体内抗肿瘤活性，已经被批准用于结直肠癌、肝癌等多个瘤种的治疗。1998 年 12 月首次获得国家药品监督管理局上市批准，至今已上市 20 多年。在目前的诊疗实践中，尽管说明书中尚未涵盖该适应证，但基于指南和诊疗规范推荐，E 药早已被证实其临床应用价值，并在临床上被广泛应用于晚期胃癌的治疗。2017 年 Ipsos 一项小样本调研的数据显示，约 25% 的晚期胃癌患者使用含 E 药的双药方案作为一线治疗方案。自 2008 年起，多项临床研究针对 E 药在晚期胃癌或胃食管结合部腺癌患者中的疗效及安全性进行了探讨。两个独立荟萃分析结果显示，E 药联合氟嘧啶类方案在晚期胃癌患者中较之顺铂联合氟嘧啶类方案，疗效相当且毒性相对降低。自 2011 年起，含 E 药的化疗方案已被多个指南 [如欧美（NCCN、ESMO）和亚洲指南（泛亚区 ESMO 及日本、韩国、中国 CSCO 指南及诊疗规范）] 收录并推荐用于不可切除的晚期或复发胃癌及胃食管结合部腺癌的一线治疗，即一线系统性化疗首推双药方案：氟嘧啶（氟尿嘧啶或卡培他滨）联合铂类（E 药或顺铂）。

2019 年 5 月，国家药品监督管理局发布了《真实世界证据支持药物研发的基本考虑（征求意见稿）》。基于指南中提出的应用真实世界证据支持药物监管决策，为已获批产品修改说明书提供证据，包括增加或修改适应证，公司拟定计划开展一项在晚期或复发胃癌患者中使用 E 药双药或顺铂双药一线治疗的多中心、观察性、回顾性队列研究，以证实注射用 E 药在不可切除的晚期或转移性胃腺癌的有效性和安全性，并提交真实世界研究数据及其他相关支持数据申请豁免临床试验，增加拟申请适应证。

鉴于 E 药在临床上已有的大量医学数据，经过与专家沟通及相关文献研究，研究将回顾性收集 720 例晚期胃癌，以及胃食管结合部腺癌患者中 E 药双药或顺铂双药一线治疗的疗效和安全性临床诊疗数据，评估真实诊疗环境中一线使用 E 药双药治疗患者的无进展生存期（PFS）是否非劣于使用顺铂双药治疗患者（非劣效界值设定为 $HR=1.3$，把握度为 80%），并结合已有证据进一步支持注射用 E 药用于晚期胃癌治疗。经过相关数据库的可行性分析，研究计划入组 2015 年至 2018 年在全国 6 ～ 8 家肿瘤医院进行诊治并符合入排标准的患者，回顾性收集和分析患者自确诊至疾病进展、死亡、失访或 12 个月观察时长内的所有临床资料。在提交沟通会议申请表并按 CDE 要求补充研究非劣效界值的依据后，CDE 同意提交使用真实世界研究的 IND 申请并审评具体方案。

该研究为公司首次使用真实世界研究和证据申请已上市产品的适应证扩增，为探索新的研发策略和途径提供了参考。

（王艳　张敏璐）

第 2 节　改变用药途径

在药物研发中，以儿童为受试者的临床试验面临更多挑战，常常难以开展或进展缓慢，导致药物在儿童中使用的有效性和安全性评价证据不足，从而影响儿科临床中药品的可及性和使用规范性。

2020 年 1 月，国家药品监督管理局颁布的《真实世界证据支持药物研发与审评的指导原则（试行）》中指出，利用真实世界证据是儿童药物研发的一种策略。真实世界研究作为新研究方法中的一种，已逐步用于支持儿童药物的研发与审评，为新药注册、扩展儿童适应证、完善儿童剂量方案等提供支持。具体如下。

（1）呼吸道合胞病毒（RSV）是全球范围内引起 5 岁以下儿童下呼吸道感染最常见的病原体，每年数以千万的儿童因感染 RSV 而发病、住院甚至死亡，对于早产、有先天性心脏病等基础疾病及免疫功能低下的儿童危害更大。

（2）人干扰素 α1b（IFN-α1b）是一种具有广谱抗病毒、抗增殖和免疫调节作用的细胞因子，其注射剂型被批准上市 20 余年，用于治疗包括小儿呼吸道合胞病毒性肺炎在内的多种病毒类疾病。但注射给药患儿比较痛苦，依从性较差。

（3）雾化吸入是一种以呼吸道和肺为靶器官的直接给药方法，具有局部药物浓度高、全身不良反应少及应用方便等优势，近年来已经成为治疗呼吸系统相关疾病重要的方式。

十多年来，临床上陆续出现 IFN-α1b 注射液经雾化吸入治疗儿童下呼吸道病毒感染的临床实践经验案例和多项研究者发起的临床研究，其中不乏较大样本的前瞻性、随机、平行对照的高质量临床研究。大量儿科用药经验和循证医学证据表明，通过呼吸道雾化吸入途径给予 IFN-α1b 注射液治疗儿童呼吸道病毒感染，药物能直接作用于呼吸道黏膜，具有靶向性强、疗效高、安全性好、操作简便、儿童依从性高等优点，并可经支气管、细支气管到达肺部，较多地集中在肺部组织，缓慢入血，较肌内注射给药作用更持久，全身性不良反应也更为轻微。鉴于此，雾化吸入 IFN-α1b 已被《国家标准处方集》《儿童雾化中心规范化管理指南》《重组人干扰素 α1b 在儿科的临床应用专家共识》《儿童呼吸道合胞病毒感染诊断、治疗和预防专家共识》《儿童喘息性疾病合理用药指南》等多部儿童临床用药规范性文件推荐使用。在 2020 年 8 月颁布的《真实世界研究支持儿童药物研发与审评的技术指导原则》中特别指出："在儿童药物研发中，真实世界研究与传统的随机对照临床试验的合理整合是较为适宜的策略，两者互为补充和支撑。" 上述大量来源于真实世界的临床实践和临床研究证据不仅提供了可靠的安全性证据，而且为用于变更给药方式的 RCT 临床试验方案中有关给药剂量、疗程、样本量等关键要素的制订提供了依据。

目前该研究正在进行过程中。希望能够有效利用已有的真实世界证据，并与传统的 RCT 设计相整合，节约我国儿童临床试验资源，加速儿童用药研发进程。

（徐晨）

第3节　改变剂量和给药方案申请

黑色素瘤是一种来源于皮肤和其他器官黑素细胞的恶性肿瘤，恶性程度高，晚期黑色素瘤化疗 mOS 总生存期只有 6 ~ 9 个月，5 年生存率 < 10%。而亚洲人群黑色素瘤主要起源于肢端或黏膜部位，通常在晚期确诊，而且大多缺乏 BRAF 突变，进一步阻碍了靶向药物的使用，通常预后更加不理想。

人干扰素 α1b（IFN-α1b）是我国第一个具有自主知识产权的基因工

程 I 类新药，被国家药监部门批准用于包括黑色素瘤在内的多种肿瘤的治疗，上市已经 20 多年。但早期批准的剂量较低，单次剂量只有 50 μg，与近年的抗黑色素瘤新药相比，其常规剂量的临床疗效并不突出。临床实践中发现，增加 IFNα1b 给药剂量，能显著提高黑色素瘤的临床治疗效率。利用黑色素瘤临床数据库开展的一项用超大剂量 IFN-α1b 单药治疗临床 / 放射学和组织学诊断为不可切除的 Ⅳ 期黑色素瘤的疗效和安全性的单臂回顾性研究发现，在纳入的 90 例符合入排标准的患者中，单次给药剂量最低 300 μg，最高达到 1500 μg，远远高于 IFN-α1b 说明书刊载的 50 μg 的常规给药剂量。研究结果显示，IFN-α1b 总体耐受性良好，仅 7.8% 的患者表现为 3 级毒性，无 4 级毒性或治疗相关死亡。最常见的不良反应为发热（78.9%）。此外，增加药物剂量未显示不良事件发生率增加。队列总生存期为 14.1 个月（95%CI：11.3 ~ 16.9 个月）。各种原发部位之间总生存期无显著差异。另一项高剂量 IFN-α1b 联合 PD-1 单抗治疗 PD-1 单抗治疗失败的晚期黑色素瘤的回顾性研究也提示，联合疗法能进一步延长单药治疗失败患者的生存率。IFN-α1b 具有广谱的抗病毒和抗肿瘤作用，是通过直接作用于肿瘤细胞和间接调节机体免疫功能共同实现的。IFN-α1b 诱导激活多种干扰素刺激基因，从而发挥抑制肿瘤细胞增殖、诱导细胞分化、诱导细胞凋亡、抑制肿瘤癌基因表达、抑制肿瘤相关血管新生的作用，同时激活自然杀伤细胞、增强巨噬细胞吞噬功能、增强 B 细胞体液免疫和 T 细胞相关的细胞免疫等。研究证明 IFN-α1b 同等剂量下其不良反应发生率显著低于其他干扰素亚型，这也为其在临床上大剂量用药以获得更好的疗效奠定了基础。

2020 年 1 月，国家药品监督管理局颁布的《真实世界证据支持药物研发与审评的指导原则（试行）》中指出，对于已经上市的药物，新增适应证通常情况下需要 RCT 支持。但当 RCT 不可行或为非最优的研究设计时，采用 PCT 或观察性研究等生成的真实世界证据支持新增适应证可能更具可行性和合理性。目前，正在对上述真实世界回顾性研究结果加以进一步分析，用于支持申报大剂量 IFN-α1b 治疗不适用手术治疗的晚期黑色素瘤患者的确证性临床试验。

（徐晨）

参考文献

[1]YAMADA Y，HIGUCHI K，NISHIKAWA K，et al. Phase III study comparing oxaliplatin plus S-1 with cisplatin plus S-1 in chemotherapy-naïve patients with advanced gastric cancer. Ann Oncol，2015，26（1）：141-148.

[2]OHTSU A，SHIMADA Y，SHIRAO K，et al. Randomized phase III trial of fluorouracil alone versus fluorouracil plus cisplatin versus uracil and tegafur plus mitomycin in patients with unresectable，advanced gastric cancer: The Japan Clinical Oncology Group Study（JCOG9205）. J Clin Oncol，2003，21（1）：54-59.

[3]HE A B，PENG X L，SONG J，et al. Efficacy of S-1 vs capecitabine for the treatment of gastric cancer: a meta-analysis. World J Gastroenterol，2015，21（14）：4358-4364.

第 14 章 罕见病

第 1 节 真实世界研究在罕见病中的应用

罕见病虽然发病率低，但是基于全球总人口来看，患病例数不容忽视，且大多数为难治性疾病，可造成严重的社会和经济负担。如今，我们国家对罕见病越来越重视，出台的《真实世界证据支持药物研发与审评的指导原则（试行）》加快了罕见病用药的审批和上市。此外，真实世界研究能够更好地了解罕见病用药及疾病特征，并为后续的研究提供重要参考，本文将从罕见病概述、罕见病药物研究特点和真实世界研究在罕见病中的应用 3 个方面进行阐述。

一、罕见病概述

1. 罕见病对社会和个人造成严重危害

据估计，罕见病患病率为 3.5% ~ 5.9%，全球有 2.63 亿 ~ 4.46 亿人口受其影响，其中 71.9% 是遗传性的，69.9% 的疾病类型在儿童时期即可发病，常累及人体多器官、多系统，多为终身疾病，严重者可危及生命。此外，这部分患者群体少且具有不同表型和遗传异质性，症状往往被掩盖，因而确诊周期长，在我国72.97%的患者被误诊，平均确诊周期为4.30年，显著延迟了治疗时间。有时，即使确定了是何种罕见病类型，但极大可能没有对应的治疗方案。目前全球共7000多种罕见病种，只有不到5%有药物治疗方法，而少数可治疗罕见病的药物价格却非常昂贵，这不仅给患者家庭造成严重的精神和经济负担，更影响社会的和谐发展。

2. 国内外尚未对罕见病形成统一认识

由于不同国家人群特征存在差异，因此，并没有形成一个被广泛接受的罕见病定义，不同国家罕见病定义见表3-3。

表3-3　不同国家对罕见病的定义

国家	罕见病定义
美国	患病人数 < 20 万或患病人数 ≥ 20 万时，开发和生产适用于这类疾病或病变的药物在美国销售时无法获得对应疾病的成本
欧洲	患病率 < 0.5‰，严重渐进性或慢性危及生命的疾病
日本	患病人数 < 5 万，无合适药物、医疗器械或治疗手段的疾病
中国	新生儿发病率 < 1/10 000、患病率 < 1/10 000、患病人数 < 14 万的疾病

3. 中国与国外罕见病发病情况存在差异

不同国家不同时期对于罕见病的定义和政策也有很大的区别。特别欣喜的是，我国2021年9月发布了新的定义。欧美国家多以罕见外伤、肿瘤和传染病等为主，这些疾病在中国并不是罕见病，如在中国常见的结核病，被欧美列入罕见病目录。不同国家的罕见病患病率同样存在较大差异，以血友病和多发性硬化症为例，英国男性血友病患病率最高（约25.90/100 000），而我国男性的患病率最低（约5.50/100 000）；我国大

陆多发性硬化症的患病率（4.85/100 000）稍高于韩国（3.50/100 000）
和中国香港（4.80/100 000）。

4. 中国政府和机构持续不断的关注罕见病

2016年9月，中国罕见病发展中心出台了《中国罕见病参考名录》，共
收录147个病种，并启动了国内罕见病患者登记项目。2018年5月，国家
卫生健康委员会等5个部门联合制定了我国《第一批罕见病目录》，明确列
举了121种罕见病。2018年10月，超50家医疗科研机构和企业组成的中
国罕见病联盟成立，并逐步推进完善中国国家罕见病注册系统。我国借鉴国
外指南并融合国内专家意见先后发布了有关罕见病的共识指南，包括《中国
戈谢病专家共识》《遗传性血管性水肿的诊断与治疗专家共识》《罕见病诊疗
指南（2019年版）》等，这些罕见病的相关政策文件（表3-4）和共识指南，
为罕见病的筛查、诊断和防治等提供了依据。

表3-4　我国有关罕见病的政策法规文件

时间	政策法规	与罕见病相关内容
1999.5	国家药品监督管理局《新药审批办法》（局令第2号）	国内首家申报对疑难危重疾病（如罕见病等）有治疗作用的新药申报，应加快审批
2007.7	国家药品监督管理局《药品注册管理办法》（局令第28号）	对罕见病等有明显治疗作用的新药实行特殊审批
2009.1	国家药品监督管理局《关于印发新药注册特殊审批管理规定的通知》（国食药监注[2009]17号）	实行特殊审批治疗罕见病等疾病且具有明显临床治疗优势的新药注册申请
2012.5	卫生部、财政部、民政部《卫生部等3部门关于做好2012年新型农村合作医疗工作的通知》（卫农卫发[2012]36号）	慢性粒细胞白血病、血友病及唇腭裂等12个病种优先纳入大病保障试点范围

续表

时间	政策法规	与罕见病相关内容
2018.5	国家卫生健康委员会、科技部、工业和信息化部、药监局、中医药局等 5 部门《第一批罕见病目录》	明确列举 121 种罕见病
2018.11	国家药品监督管理局药品审评中心《关于发布第一批临床急需境外新药名单的通知》	40 个境外新药中，21 个为罕用药
2019.5	国家药品监督管理局药品审评中心《关于发布第二批临床急需境外新药名单的通知》	26 个境外新药中，17 个为罕用药
2020.11	国家药品监督管理局药品审评中心《关于发布第一批临床急需境外新药名单的通知》	7 个境外用药中，2 个为罕用药

5. 中国医药组织加入到罕见病研究浪潮中

由于罕见病的特殊性，能参加大型临床研究的合适患者人群数相对比较小。而中国人口众多，存在很多真实世界的罕见病诊疗数据，反而更适合于开展经过严谨统计设计的真实世界研究。在罕用药的上市研发和上市后定位方面，医保准入都能提供非常重要的循证依据。在社会各界推动下罕见病峰会如期在全国各地举办，至 2021 年 9 月，已成功召开三届"真实世界研究与罕见肿瘤峰会"，该峰会集结了全国罕见肿瘤领域的顶级专家与统计专家，患者组织一起携手，旨在将真实世界研究方法融入罕见肿瘤疾病研究和临床实践中，尝试为攻克罕见病难题提供解决之道，后续仍会不断举办相关峰会。

二、罕见病药物研究特点

罕见病的研究和药物开发具有挑战性，主要包括可供纳入临床试验的患者较少、对疾病的自然病程了解甚少、患者地理位置分散、罕用药疗效获益不明确、临床试验周期长、结果不可预测、公司缺乏开发和生产罕用药的积极性，造成 RCT 往往很难在罕见病群体中实施。高成本是罕用药研究的一个常见障碍，也是政府和研究人员感到沮丧的原因，据估计，在美国罕用药 10 年内的研发成本接近 10 亿美元。超过一半的罕见病患者是儿童，让儿童参加临床研究时，往往会涉及伦理问题。此外，人们对某一特定罕见病的了解甚少，怎样确定药物临床疗效及临床研究的治疗终点？如果没有关于该疾病自然病程的信息，很难设计临床研究。一项精心设计的自然病程研究可以作为外部对照组，以支持罕用药的批准。外部对照组的使用需要仔细规划和评估，最重要的是外部对照组需要在所有方面与治疗组尽可能相似。因此，继续探索和利用真实世界数据和真实世界证据来帮助证明罕用药的安全性和有效性是非常必要的，这有利于罕用药的评审和成功上市。

美国在罕用药研发方面处于世界领先水平，在 1983 年《罕用药物法》实施之前，只有 10 种药物被批准用于治疗罕见病，而自该法案颁布以来，已有 600 多种治疗罕见病的药物获得美国食品药品监督管理局的批准，其法规中 50% 税收抵免、7 年市场保护期和加速审批（罕用药可优先审查，审查时间从 10 个月缩短至 6 个月）值得我们借鉴和学习。

我国虽然在罕见病和罕用药等研究方面起步较晚，却一直在持续关注。1984 年至 2005 年共发表 41 篇罕见病有关的文献，说明我国政府和社会对罕见病研究关注度不够，但从 2006 年以后我国关于这方面的发文量逐渐递增，发文情况见表 3-5。

表 3-5　1984 年至 2016 年中国期刊全文数据库、万方数据库和维普数据库中罕见病及
其用药的发文情况 *

发表年份	主题内容					合计
	我国相关的政策建设	国际政策管理经验介绍	罕用药研发进展	中国相关激励政策建设	罕见病救治模式	
1984—1990 年	0	0	0	0	2	2
1991—1995 年	0	1	1	0	1	3
1996—2000 年	1	1	0	0	5	7
2001—2005 年	3	7	3	0	18	31
2006—2010 年	16	9	8	3	15	51
2011—2016 年	131	37	41	8	48	265
合计	151	55	53	11	89	359

注：*经过去重和排除不符合要求的文献，最终纳入 359 篇。

　　目前我国政府监管机构、科研机构、企业研发机构等虽对罕见病医疗
器械领域的研发与监管都较为薄弱，但国家颁布的政策法规已在不断对这
方面进行优化和完善（表 3-6）。

表 3-6　医疗器械相关的政策法规

时间	政策法规	医疗器械相关内容
2016.10	《医疗器械优先审批程序》	对以下医疗器械实施优先审批：诊断或治疗罕见病、列入国家科技重大专项或国家重点研发计划的医疗器械
2017.5	总局关于征求《关于鼓励药品医疗器械创新加快新药医疗器械上市审评审批的相关政策》（征求意见稿）意见的公告（2017 年第 52 号）	罕见病医疗器械申请人可提出减免临床试验申请，而对于国外已批准上市的罕见病医疗器械，上市后在规定时间内补做相关研究

续表

时间	政策法规	医疗器械相关内容
2017.10	《关于深化审评审批制度改革鼓励药品医疗器械创新的意见》	对境外已批准上市的罕见病治疗药品医疗器械，可附带条件批准上市，企业应制订风险管控计划，按要求开展研究
2019.7	《定制式医疗器械监督管理规定（试行）》	进一步鼓励定制式医疗器械的创新研发，满足临床罕见特殊个性化需求

三、真实世界研究在罕见病种的应用

1. 真实世界研究推动大众对罕见病的认知

（1）真实世界研究在再生障碍性贫血中的应用：应用台湾健康保险研究数据库的人群队列评估台湾再生障碍性贫血的发病率。该真实世界研究发现：台湾再生障碍性贫血的总发病率为 5.67/（1 000 000·年），发病率呈双相年龄分布，≥70 岁时发病率最高为 19.83/（1 000 000·年），2～9 岁时发病率最低为 5.26/（1 000 000·年）；患者 5 年生存期为 60.0%；<40 岁患者的主要一线疗法为造血干细胞移植和抗胸腺细胞球蛋白为基础的免疫抑制疗法，这些疗法与较高的生存率相关，大多数 >60 岁以上的患者会接受雄激素治疗，接受该种疗法的患者存活率较低。

（2）真实世界研究在肺动脉高压治疗中的应用：肺动脉高压的队列研究主要集中在西欧和北美，北美于 1981 年启动了全球第 1 项肺动脉高压队列研究，该研究从 32 个医疗中心纳入已登记的 187 例肺动脉高压患者，平均年龄为 36 岁，总体男女比例为 1.7：1。最常见的症状：呼吸困难（60%）、乏力（19%）和晕厥或近乎晕厥（13%），10%（95% 为女性）的患者存在雷诺现象，29%（69% 为女性）的患者抗核抗体检测呈阳性，

平均肺动脉压为 60 mmHg，此外，肺血管阻力指数为（26±14）mmHg/L/（min·m²）。中国在 2007 年至 2009 年也有 5 个医疗中心对肺动脉高压进行回顾性研究，但由于医疗资源及经济水平的制约，中国肺动脉高压人群年龄变化趋势等一些问题未得到解释，但依托"十三五"国家重点研发计划精准医学专项的"罕见病临床队列研究项目"，即中国国家罕见病注册系统有望记录我国众多罕见病的自然演变情况。

（3）真实世界研究在罕见血液肿瘤领域中的应用：慢性粒细胞白血病是罕见的血液肿瘤，在西方国家老年患者中居多，中位年龄为 71 ~ 74 岁，且男性占绝大多数。在中国的单中心大型回顾性队列研究中，诊断为慢性粒细胞白血病患者趋于年轻化（23 ~ 91 岁），男性患者占 64.1%，几乎一半的患者（48.1%）有脾肿大，34.6% 的患者有淋巴结肿大，少数患者（3.8%）有肝肿大，大多数患者在骨髓中有 1 个或 2 个发育不良谱系。

2. 真实世界研究推动罕用药的研发

（1）真实世界研究已被国家认可支持罕见病药物器械研发与审批：美国真实世界研究较为完善，2016 年 12 月，美国国会通过《21 世纪治愈法案》，该法案颁布的一个主要目标就是加快药物和医疗器械的审批。为实现"加速审批"目标，该法案专门在美国食品药品监督管理局的基本法规《联邦食物、药品和化妆品法案》的第 5 章中增加一条修正条款："利用真实世界证据"，这不仅对美国，也对全世界的生物医药和健康医学领域的发展产生了深远影响。

我国真实世界研究用于罕见病的研发和监管决策尚处于起步阶段。但近年来，国家已逐渐认识到真实世界研究的重要性，接连颁布关于罕用药和罕见病医疗器械的真实世界研究政策。明确真实世界证据用于支持药物和医疗器械的监管决策，包括为新药注册上市提供有效性和安全性证据、为已上市药物的说明书变更提供证据、为药物上市后要求或再评价提供证据等。国内外药品及医疗器械的真实世界研究文件对比见表 3-7。

表 3-7　国内外有关药品和医疗器械的真实世界研究文件

国内		国外	
时间	文件名称	时间	项目 / 文件名称
2018.7	《关于征求 289 基药目录中的国内特有品种评价建议的通知》	2008.5	美国 FDA 启动哨点计划
2018.8	《中国真实世界研究指南（2018 年版）》（中国首个真实世界研究指南）	2009.2	《2009 年美国复苏与再投资法案》
2019.5	《真实世界证据支持药物研发的基本思考（征求意见稿）》	2013	欧盟药品管理局参与 GetReal Initiative 项目
2019.12	《真实世界数据用于医疗器械临床评价技术指导原则（征求意见稿）》	2014	欧盟药品管理局启动适应性许可试点项目
2020.1	《真实世界证据支持药物研发与审评的指导原则（试行）》	2016.12	美国通过《21 世纪治愈法》
2020.5	《真实世界证据支持儿童药物研发与审评的技术指导原则（征求意见稿）》	2017	药品局总部与欧盟药品管理局联合成立大数据工作组
2021.6	《中国药品监管科学行动计划第二批重点项目发布》	2017—2019	美国 FDA 发布《使用真实世界证据支持医疗器械监管决策》《临床研究中使用电子健康档案数据指南》《真实世界证据计划的框架》和《使用真实世界数据和真实世界证据向美国 FDA 递交药物和生物制品资料》
		2018.12	美国 FDA 发布《真实世界证据计划框架》

（2）SMA 真实世界研究加速的上市：在一项真实世界研究中，15 例脊髓性肌萎缩症 1 型（SMA1）患儿分别接受不同剂量的新药治疗。结果显示，所有患儿在 20 个月大时存活率为 100%，而在历史队列中存活率仅为 8%。12 例接受高剂量治疗的婴儿，1 个月后，其费城儿童医院神经肌肉障碍婴儿测试量表评分增加了 9.8 分，3 个月后，量表评分增加了 15.4 分，而在历史队列中，该评分呈下降趋势，此外，这 12 例患儿中，11 例能够独立坐立，9 例可翻身，2 例可独立站立和行走。此项关于治疗 SMA1 患儿的自然病程队列研究，加速了该罕用药的获批上市。

（3）真实世界研究支持罕用药在罕见肿瘤中的应用：一项中国单中心大型回顾性队列研究，展示了低甲基化药物在治疗慢性粒细胞白血病中的优势，即与未接受低甲基化药物治疗的患者相比，接受低甲基化药物治疗的患者具有更长的生存时间，与化疗组相比，低甲基化药物单药治疗组的生存期明显延长（23.75 *vs.* 11.73，*P*=0.035）。此外，在一项在线调研问卷性质的研究中，调查对象为在我国一二线城市三甲医院工作的 121 位具有中 / 高级职称且年诊治胰腺癌患者＞ 20 例的医生（2019 年共诊治胰腺癌患者 7873 例），问卷内容包括中国转移性胰腺癌患者系统治疗方案选择及其影响因素等，结果显示在临床实践中，与 CSCO 指南一致，中国转移性胰腺癌患者系统治疗一线方案以吉西他滨为基础的方案占 64.4%，转移性胰腺癌二线尚无标准治疗方案。指南推荐级别、患者体能状态及个体化诊疗结果是医生考虑选择一线及二线诊疗方案的重要影响因素。

（4）真实世界研究加快医疗器械在我国获批上市：早在 2019 年 6 月，国家食品药品监督管理局就与海南省政府启动了海南临床真实世界数据应用的相关试点工作。通过使用在海南博鳌乐城先行区收集的临床真实世界证据进行人种差异评价，并在注册时使用了该真实世界证据作为支持材料。国内首个通过该途径获批产品的相关案例也被报道过。以上案例的实施和推广会给企业进行真实世界研究提供指导性作用。

3. 真实世界数据来源

我国真实世界数据常见来源主要可分为医院信息系统、医保支付系统、登记研究数据、药品安全性主动监测和自然人群队列研究等。

4. 展望

（1）指定罕用药研发政策倾斜：从罕用药研发的角度来看，我国虽然出台了相关的激励政策，但缺乏实质性的优惠措施，导致研发激励缺乏。目前，世界上大多数罕见病缺乏有效的治疗方法，还有大量空白需要填补，这为中国生物医学创新留下了空间。因此，建议借鉴国外经验，政府为开发者提供罕用药研发经费和指导信息咨询服务，此间，建立罕见病资源信息平台，让罕用药生产企业在应用特定罕见病真实世界数据时有依据可循，这样罕用药研发的成本又可进一步降低。同时，对罕用药研发企业减税或免税也是一种有效的途径。在该药物上市后，通过确定市场垄断力、倾斜定价和纳入医疗保险，可以帮助企业提高投资回报和产品竞争力，吸引更多企业投资研发。此外，政府还应支持针对新药专利失效药物地方仿制。

（2）建立特殊药品分类和审批：在药品注册审批过程中，通过优先审评和加速审批，加快了注册速度，极大地促进了罕用药的引进。建议优先对诊断明确、可治疗的罕见病药物进行评估和审批，同时加快真实世界研究在罕用药审批中的应用与实施。借鉴抗癌药物引进的经验，进一步给予关税和增值税优惠。建立部分血液制品相关药物专项审批渠道，保障依靠血液制品进行干预或治疗的罕见病患者的安全。

（3）尝试实施多方支付保障模式：罕见病药物的成本非常高。在我国以医疗保险为主要政策的情况下，如何减轻患者的药费负担是一个亟待解决的重要问题。建议借鉴当地经验，建立政府主导、医疗保险覆盖、多方支付的保障模式。一是在医疗保险范围内设立罕见病专项基金，以多种基金、风险共担的方式鼓励社会力量参与；二是将罕见病药品分批纳入医保，确保疗效确切的罕见病药品优先纳入医保；三是应引入卫生技术评价方法，建立专门的罕用药评价流程。

（李琛琛　冯蕾）

第 2 节　中国戈谢病高危筛查项目
——真实世界研究在罕见病领域的实际应用案例

1. 项目背景

　　戈谢病是一种由葡糖脑苷脂酶（又称酸性 β - 葡萄糖苷酶）缺乏引起的常染色体隐性遗传病。该病的致病基因是位于一号染色体（1q21）上的葡糖脑苷脂酶基因（GBA）。GBA 基因的突变会导致葡糖脑苷脂酶的催化功能和稳定性下降，从而导致其底物葡糖脑苷脂在巨噬细胞中积累，成为典型的戈谢细胞。尽管戈谢病是溶酶体贮积症和神经鞘脂贮积症中最常见的一种，它仍然是一种罕见疾病，国内专家根据新生儿发病率预估，中国人群每 10 万人中患者数仅为 0.2 ～ 0.5（患病率为 1/50 万 ～ 1/20 万）。

　　由于戈谢病罕见，加之没有特异性的临床症状和体征，且医生普遍缺乏对疾病的认知，该病在全球均面临着诊断率低，误诊率高的挑战。戈谢病诊断的金标准是外周血白细胞或皮肤成纤维细胞中葡糖脑苷脂酶的缺乏或活性降低至正常值的 30% 以下。但是这项酶学检测只能在设备齐全的大型专业实验室进行，一定程度上也导致了戈谢病患者被延误诊断。在中国，病例报告数据显示戈谢病患者的误诊时间平均为 5 年，最长者可达 20 余年。尽早诊断和治疗戈谢病可以预防不可逆并发症的发生，对于改善患者结局有着重要意义。

215

　　基于戈谢病目前的诊疗现状，戈谢病高危筛查项目致力于利用大数据探查技术在真实世界诊疗数据中，找出临床漏诊、误诊的潜在戈谢病高危患者，从而加速戈谢病在中国的筛查和诊断。这是一项基于既往临床诊疗数据开展的真实世界研究。

2. 项目实施

（1）第一阶段：定义医学规则

　　基于国外已发表的 Cappellini 成人戈谢病诊断规则（表 3-8），提取戈谢病高危因素字段，并对这些高危因素字段进行医学定义和提取逻辑的制订。

表 3-8　成人（年龄 ≥ 18 岁）戈谢病高危患者筛选规则

	逻辑关系	字段	医学定义
纳入标准	至少包含一项	脾肿大	（1）R16.1：脾大，不可归类在他处者；脾大 NOS。R16.2：肝大伴有脾大，不可归类在他处者；肝脾大 NOS。D73.2：慢性充血性脾大 （2）排除：感染性疾病（A00—B99）、风湿类疾病（M32.901，M35.001，M35.006，M35.6，M06.1，M08.201，M05.0，D86，K75.401）、淤血性疾病（K76.604，慢性右心衰竭，I31.1，K76.60）、原发性脾肿瘤（C85.920，D13.902，D18.044，D18.123，Q85.918），其他疾病（E83.101，E83.105+J99.8*，E85.404，D76.104，D76.105）
		血小板减少	血小板计数 < 100×10^9/L

逻辑关系		字段	医学定义
纳入标准	至少包含一项	骨痛史	（1）M89.890：骨痛及含骨痛的相关描述 （2）排除：白血病等血液疾病导致骨痛；咳嗽后引发胸骨区疼痛；产后耻骨痛；因化疗药物或其他药物不良反应导致的骨痛
		贫血	成年男性 Hb < 120 g/L；成年女性(非妊娠)Hb < 110 g/L；孕妇 Hb < 100 g/L
		不明原因的单克隆丙种球蛋白血症	D47.202：意义未明的单克隆丙种球蛋白病
		30 岁以下人群的多克隆丙种球蛋白血症	（1）D89.001：多克隆高丙球蛋白血症；D89.004：多克隆丙球蛋白病 （2）且年龄小于等于 30 岁
		脾切除手术史	（1）含脾切除等相关描述 （2）排除：因溶血性贫血、血液肿瘤导致脾亢进切脾；因门脉高压引起的脾大切脾；因脾外伤、脾破裂切脾；癌细胞转移或根治术中切脾
排除标准	满足任意一项则排除	血液肿瘤	（1）D47：淋巴、造血和有关组织动态未定或动态未知的其他肿瘤（除 D47.2：单克隆丙球蛋白病） （2）C81-C96：淋巴、造血和有关组织的述及或假定为原发性的恶性肿瘤
		肝脏疾病引起的门脉高压	（1）肝硬化 / 肝硬变（除：原发性胆汁性肝硬化 / 变） （2）肝脏疾病和门脉高压
		血红蛋白病	D57：镰状细胞疾病，不包括其他血红蛋白病（D58.-）；D58.2：其他血红蛋白病；D74：高铁血红蛋白血症
		慢性溶血性贫血	溶血性贫血 D55-D59（除 D56：地中海贫血）

（2）第二阶段：筛选高危患者

在一家医院既往 3 年约 200 万份脱敏的病例数据中，通过自然语言技术对数据进行结构化和标准化处理，回顾性提取符合高危因素字段的患者。之后，结合诊断规则优化和医学判断定位潜在的戈谢病高危患者（图3-7）。

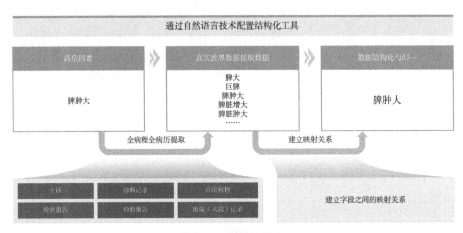

图3-7　数据结构化

（3）第三阶段：高危患者召回与实验室检测

落地到医院，由主要研究者或指定研究人员电话召回这些潜在的戈谢病高危患者，通过干血纸片法（DBS）对其开展酶学检测、生物标志物检测和基因检测进行最终确诊（图3-8）。

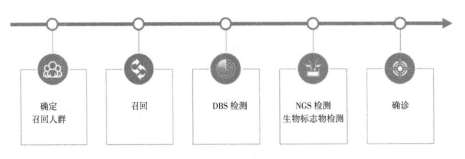

图3-8　高危患者召回与检测流程

3. 项目阶段性成果

在项目启动后的短短 4 个月内，在两百万患者的病例数据中，快速定位了约 1000 例潜在的戈谢病成人高危患者，并已成功召回其中近 150 例患者，找到近 10 例酶学阳性患者，极大程度地加快了戈谢病的筛查诊断。同时，也对了解中国戈谢病患者画像有着积极意义。戈谢病高危筛查项目是国内首个结合真实世界诊疗数据和大数据探查技术去加速罕见病诊断的创新型案例，也是真实世界研究落地实施的成功应用案例。中国也是全球多个尝试类似创新型项目的国家中唯一一个走通整个筛查闭环的中心，为定位戈谢病高危患者和加速诊断带来了新的突破。

4. 经验总结和思考

戈谢病高危筛查项目的成功落地和实施，是公司内部跨部门之间、研究者、和外部供应商通力合作，协作共赢的结果。公司内部的真实世界研究团队、医学罕见病团队、数字化团队，以及合规、法务、采购、财务等部门都给予了很多很好的建议和意见，帮助我们完善项目设计并保障了项目可以合理合规的开展。研究者给予了大力支持并提供了专业的指导意见，使得高危患者的定位更精准，也使项目能够成功落地医院并快速开展起来。外部供应商（CRO、SMO、实验室）之间的高效执行力，也是项目得以成功的关键因素。

我们相信此项目的成功也预示着未来结合大数据技术在真实世界数据中的广泛应用将加速中国罕见病的筛查诊断，为罕见病患者带来更多的获益。

（沈丹）

参考文献

[1]NGUENGANG WAKAP S, LAMBERT D M, OLRY A, et al. Estimating cumulative point prevalence of rare diseases: analysis of the orphanet database. Eur J Hum Genet, 2020, 28（2）: 165-173.

[2]CONTESSE M G, VALENTINE J E, WALL T E, et al. The case for the use of patient and caregiver perception of change assessments in rare disease clinical trials: a methodologic overview. Adv Ther, 2019, 36（5）: 997-1010.

[3]KERR K, MCANENEY H, SMYTH L J, et al. A scoping review and proposed workflow for multi-omic rare disease research. Orphanet J Rare Dis, 2020, 15（1）: 107.

[4]YAN X, HE S, DONG D. Determining how far an adult rare disease patient needs to travel for a definitive diagnosis: a cross-sectional examination of the 2018 national rare disease survey in china. Int J Environ Res Public Health, 2020, 17（5）: 1757.

[5] 张松筠. 中国罕见病诊疗现状. 临床荟萃, 2019, 34（3）: 197-200.

[6] 陈永法, 伍琳. 我国罕见病界定标准初探. 中国卫生政策研究, 2014, 7（10）: 16-20.

[7] 丁若溪, 张蕾, 赵艺皓, 等. 罕见病流行现状: 一个极弱势人口的健康危机. 人口与发展, 2018, 24（1）: 72-84.

[8] 刘菲, 周静, 胡明. 我国罕见病用药医疗保障政策及医保目录收载情况分析. 中国卫生经济, 2018, 37（3）: 71-76.

[9] 王雪, 赵聪, 许淑红, 等. 我国罕见病用药可及性现状分析. 中国临床药理学杂志, 2021, 37（8）: 1026-1032.

[10] 肿瘤瞭望. 真实世界研究助力罕见肿瘤诊疗: 诺华"中国 RWE 与罕见肿瘤峰会"精彩呈现. （2018-05-05）[2022-02-16]. https://mp.weixin.qq.com/s/aIOMKGK5N0f9k3gAEVPWlw.

[11] 肿瘤瞭望. 真实世界研究助推罕见肿瘤研究进入快车道: 第二届真实世界研究与罕见肿瘤峰会回顾. （2019-05-18）[2022-02-16]. https://mp.weixin.qq.com/s/lYtZr4yse3zfjyTtNIBv6Q.

[12]MICALLEF J, BLIN O. Orphan drug designation in Europe: a booster for the research and development of drugs in rare diseases. Therapie, 2020, 75（2）: 133-139.

[13]WANG Y, CHEN D, HE J. A brief introduction to China's new drug administration law and its impact on medications for rare diseases. Intractable Rare Dis Res, 2019, 8（4）:

226-230.

[14]JIA J，SHI T. Towards efficiency in rare disease research：what is distinctive and important? Sci China Life Sci，2017，60（7）：686-691.

[15]SMITH B P. Challenges and opportunities in rare disease drug development. Clin Pharmacol Ther，2016，100（4）：312-314.

[16]WU J，WANG C，TOH S，et al. Use of real-world evidence in regulatory decisions for rare diseases in the United States-Current status and future directions. Pharmacoepidemiol Drug Saf，2020，29（10）：1213-1218.

[17]SHAH K K，KOGUT S，SLITT A. Challenges in evaluating safety and efficacy in drug development for rare diseases：a review for pharmacists. J Pharm Pract，2021，34（3）：472-479.

[18]夏梅君，龚时薇. 中国专家关注的罕见病和罕用药问题及政策建议的文献系统评价. 中国医院药学杂志，2017，37（17）：1655-1660.

[19]LI S S，HSU Y T，CHANG C，et al. Incidence and treatment outcome of aplastic anemia in Taiwan-real-world data from single-institute experience and a nationwide population-based database. Ann Hematol，2019，98（1）：29-39.

[20]RICH S，DANTZKER D R，AYRES S M，et al. Primary pulmonary hypertension：a national prospective study. Ann Intern Med，1987，107（2）：216-223.

[21]刘子羿. 特发性肺动脉高压临床特点与生存分析. 北京：北京协和医学院，2020.

[22]MA L，JIANG L，YANG W，et al. Real-world data of chronic myelomonocytic leukemia：a Chinese single-center retrospective study. Cancer Med，2021，10（5）：1715-1725.

[23]陈烁冰，于锋. 关于罕见病与罕用药运用真实世界研究的发展建议. 国际药学研究杂志，2019，46（9）：699-704.

[24]MENDELL J R，AL-ZAIDY S，SHELL R，et al. Single-Dose Gene-Replacement therapy for spinal muscular atrophy. N Engl J Med，2017，377（18）：1713-1722.

[25]第二十三届全国临床肿瘤学大会暨 2020 年 CSCO 学术年会（论文摘要汇编）. 临床肿瘤杂志，2020：366.

[26]董丽，连桂玉，王闯，等. 美国 FDA《真实世界证据计划框架》及对我国的启示. 中国新药杂志，2021，30（11）：980-983.

[27]YANG Y, KANG Q, HU J, et al. Accessibility of drugs for rare diseases in China: policies and current situation. Intractable Rare Dis Res, 2019, 8（2）: 80-88.

[28]MOMOSAKI K, KIDO J, MATSUMOTO S, et al. High-risk screening for Gaucher disease in patients with neurological symptoms. J Hum Genet, 2018, 63（6）: 717-721.

[29]HRUSKA K S, LAMARCA M E, SCOTT C R, et al. Gaucher disease: mutation and polymorphism spectrum in the glucocerebrosidase gene（GBA）. Hum Mutat, 2008, 29（5）: 567-583.

[30] 中华医学会血液学分会红细胞疾病（贫血）学组. 中国成人戈谢病诊治专家共识（2020）. 中华医学杂志, 2020, 100（24）: 1841-1849.

[31]MOTTA I, FILOCAMO M, POGGIALI E, et al. A multicentre observational study for early diagnosis of Gaucher disease in patients with Splenomegaly and/or Thrombocytopenia. Eur J Haematol, 2016, 96（4）: 352-359.

[32] 罗小平, 王天有. 从戈谢病的诊疗现状看我国罕见病的未来之路. 中华儿科杂志, 2015, 53（4）: 254-255.

第 15 章　真实世界数据总览和精准定位目标人群

第 1 节　真实世界数据总览

真实世界数据近年来取得了快速发展，2009 年美国复苏与再投资法案对实效比较研究（comparative effectiveness research，CER）起到了巨大推动作用。基于 CER 的真实世界环境的背景，真实世界研究（real world research/study，RWR/RWS）得到了更广泛的应用。

美国于 2016 年 12 月通过《21 世纪治愈法案》，鼓励美国食品药品监督管理局（the Food and Drug Administration，FDA）开展研究并使用真实世界证据支持药物和其他医疗产品的监管决策，加快医药产品开发。在该法案的推动下，2017 年至 2019 年美国 FDA 先后发布了《使用真实世界证据支持医疗器械监管决策》《临床研究中使用电子健康档案数据指南》《真实世界证据计划的框架》《使用真实世界数据和真实世界证据向 FDA 递交药物和生物制品资料》。欧盟药品管理局（European Medicines Agency，EMA）于 2013 年参与的 Get Real Initiative 项目，致力于开发出收集与综合 RWE 的新方法，以便更早地用于药品研发和医疗保健决策过程中。EMA

于 2014 年启动了适应性许可试点项目，探索真实世界数据包括观察性研究数据等用于监管决策的可行性。2017 年药品局总部（Heads of Medicines Agencies，HMA）与 EMA 联合成立大数据工作组，旨在使用大数据改进监管决策并提高证据标准，其中 RWE 是大数据的一个子集，包括电子健康档案、登记系统、医院记录和健康保险等数据。日本药品和医疗器械管理局（PMDA）在国际人用药品注册技术协调会（ICH）层面提出更高效利用真实世界数据开展上市后药物流行病学研究的技术要求新议题。2020 年 1 月 7 日，国家药品监督管理局药品审评中心颁布了《真实世界证据支持药物研发与审评的指导原则（试行）》。该指导原则中阐述了"真实世界数据"和"真实世界证据"的定义：①真实世界数据是指来源于日常所收集的各种与患者健康状况和（或）诊疗及保健有关的数据。并非所有的真实世界数据经分析后都能成为真实世界证据，只有满足适用性的真实世界数据才有可能产生真实世界证据。②真实世界证据是指通过对适用的真实世界数据进行恰当和充分的分析所获得的关于药物的使用情况和潜在获益 – 风险的临床证据，包括通过对回顾性、前瞻性观察性研究或实用性临床试验等干预性研究获得的证据。该指导原则明确提到了真实世界证据支持药物监管决策，包括以下内容：①为新药注册上市提供有效性和安全性的证据。②为已上市药物的说明书变更提供证据。③为药物上市后要求或再评价提供证据。④名老中医经验方、中药医疗机构制剂的人用经验总结与临床研发。

2020 年 8 月 27 日，国家药品监督管理局药品审评中心颁布了《真实世界研究支持儿童药物研发与审评的技术指导原则（试行）》。通常，药物研发需要在目标治疗人群中开展设计科学和良好控制的研究，用以评价药物的有效性和安全性。儿童药物研发遵循同样的原则，也需要通过适当的研究数据支持药物在目标年龄段儿童患者中的合理使用。然而，在实际操作中，按照传统临床试验的设计和研究方法，以儿童为受试者的试验与成人试验相比，面临更多困难与挑战。儿童临床试验常常难以开展或进展缓慢，导致药物在儿童中使用的有效性和安全性评价证据不足，从而影响儿科临床中药品的可及性和使用规范性。因此，如何利用新的研究方法获得药物在儿童中合理使用的证据，是各国药品监管机构、制药工业界和学术界深入交流与探讨的问题。真实世界研究（real world research/study，RWR/RWS）作为新研究方法中的一种，已逐步用于支持儿童药物的研发与审评，为新药注册、扩展儿童适应证、完善儿童剂量方案等提供支持。

《真实世界研究支持儿童药物研发与审评的技术指导原则（试行）》指出了真实世界研究用于我国儿童药物研发中的常见情形，具体有：①批准用于我国儿童的新活性成分药品的上市后临床安全有效性研究。②境外已批准用于成人和儿童、我国已批准用于成人的药品，采用数据外推策略申报用于我国儿童。③我国上市的临床常用药品，使用超说明书用药数据支持适应证扩展至儿童应用。④罕见病。⑤其他情形。

2021年4月27日，国家药品监督管理局药品审评中心颁布了《用于产生真实世界证据的真实世界数据指导原则（试行）》。在真实世界数据来源及现状、真实世界数据适用性评价、真实世界数据治理、真实世界数据的合规性、安全性与质量管理体系、与监管机构的沟通等方面均给出了全面的指导意见。

真实世界数据是指来源于日常所收集的各种与患者健康状况和（或）诊疗及保健有关的数据。并非所有的真实世界数据经分析后就能产生真实世界证据，只有满足适用性的真实世界数据经恰当和充分地分析后才有可能形成真实世界证据。目前真实世界数据的数据记录、采集、存储等流程缺乏严格的质量控制，可能存在数据不完整，数据标准、数据模型和描述方法不统一等问题，对真实世界数据的有效使用形成了障碍。因此，如何使收集的真实世界数据能够成为或经治疗处理后能够成为满足临床研究目的所需的分析数据，以及如何评估真实世界数据是否适用于产生真实世界证据，是使用真实世界数据形成真实世界证据支持药物监管决策的关键问题。

（魏金利　陈薇　朱燕华　李一）

第2节　精准定位目标人群

精准医疗旨在更好地预测药物对特定人群（亚组）的治疗获益和风险，基于真实世界数据的真实世界证据为精准医疗提供了可能。例如，传统临床试验因样本量有限，往往在研究计划中忽略或无暇顾及亚组效应，使得潜在的治疗应答者或具有严重不良反应的高风险人群的重要信息不能充分体现，从而导致目标人群失准。由于真实世界数据往往是不同类型的大数据，通过详尽的分析，可以充分考察不同亚组的治疗获益和风险，进而得到真实世界证据以支持更精准的目标人群定位。

对于靶向治疗药物的临床前和早期临床研究，生物标志物的识别甚为关键。利用人群队列中的组学数据、公共基因库信息及相关的临床资料等真实世界数据，通过多种机器学习类的目标靶向分析技术得到真实世界证据，可以支持靶向治疗药物的精确人群定位。

（魏金利　陈薇　朱燕华　李一）

第3节　真实世界证据支持更精准的目标人群定位案例

案例1：立体布局研究策略，引领成熟产品新领域拓展

对于成熟期的产品而言，其在临床应用中被广为认知，也累积了大量的实践经验和真实世界患者数据。尤其是领跑市场的成熟产品，如何突破

优势领域的"舒适区"，在上市后临床研究的设计中找到"亮点"和新的"关注点"，如何利用已知的真实世界数据凝练证据、探索未知拨云见日，利用积极的医学策略干预延长产品的生命周期，在医学事务的工作中具有一定的挑战。上市后临床研究，不仅能用于验证药物在广泛人群中的有效性与安全性，更可结合治疗领域的发展、患者不同病程的阶段性需求，探寻到固有治疗人群之外的优势场景。本案例以高尿酸领域成熟产品为例，介绍了以基于医疗数据库的真实世界研究为核心的一系列上市后临床研究的立体布局，通过不同的研究设计角度解决不同的临床问题和治疗需求。立足真实世界临床现状、梳理患者流，辨析产品自身优势，持续突破和自我超越，助力成熟产品焕发新生活力。

1. 真实世界研究与既有健康医疗数据的应用

作为真实世界数据的重要来源，医疗卫生实践中产生数据的可用性在日益提高。我国基于既有健康医疗数据的研究呈逐年上涨趋势，广泛应用于药械评价及疾病管理，已成为真实世界研究的重要构成。

不同组织机构对既有健康医疗数据定义不同，国际卫生经济学与结果研究协会称为回顾性数据库，美国FDA称为电子健康数据。中国真实世界数据与研究联盟（ChinaREAL）工作组于2019年发表的《构建基于既有健康医疗数据的研究型数据库技术规范》将既有健康医疗数据的定义为不是针对开展研究前即确定的研究问题而收集的数据。指出两个关键核心：①数据的产生通常是基于医疗管理和决策目的，而非特定研究目的，例如，医院电子病历数据、医保理赔数据库等。②这些数据在研究开始前已经存在，研究假设的验证是基于既有数据。

既有健康医疗数据是基于医疗或行政管理目的所形成的，因医疗或行政管理目的不同，又分为不同类型，包括医保数据、单一医疗机构电子病历数据、出生/死亡登记数据、区域化医疗数据及其他链接数据等。区域化医疗数据是整合区域内多源医疗数据，包括多家医疗机构电子病历数据、医保数据及公共卫生监测数据等所形成的医疗健康数据库。

基于既有健康医疗数据的研究型数据库应用范围多元，可以解决多种临床问题，包括：①了解流行病学特征、疾病负担，描述真实世界中的实际诊疗模式。②探索目前诊疗中未被较好满足的医疗需求。③探索疾病诊断相关问题，评价最优诊断方法。④探索治疗结局，评价治疗有效性、安全性及经济性。⑤评估患者疾病预后与预测问题。但不同既有健康医疗数据库所覆盖的人群、涵盖的变量及数据的质量存在差异，故不同类型数据库可以解决的研究问题不同。针对同一研究问题，采用不同类型数据库所开展的研究质量也存在明显差异。表3-9中以医保数据、单一医疗机构电子病历数据及区域化医疗数据为例，说明这3种既有健康医疗数据的特征差异、适用于解决的研究问题及局限。

表 3-9　既有健康医疗数据的特征差异、适用于解决的研究问题及局限

	医保数据	单一医疗机构电子病历数据	区域化医疗数据
覆盖人群	医保患者	单一医疗机构就诊患者	在该区域医疗机构内就诊患者，还可能覆盖了医保患者
覆盖范围	（1）涵盖较详细的处方信息（2）不涵盖检验及检查结果，包括诊断信息，但完整性及准确性受限	涵盖单一医疗机构所有用药信息、检验及检查结果，患者在该医疗机构就诊的门诊及住院诊断信息	涵盖该区域内医疗机构所有用药信息、检验及检查结果；部分涵盖该区域参保人员详细的处方信息；患者在该区域内医疗机构就诊的所有门诊及住院诊断信息

续表

	医保数据	单一医疗机构电子病历数据	区域化医疗数据
其他诊疗信息	较详细的医疗费用信息；无个人史、预防接种史、症状、体征及诊疗过程详细信息等	有个人史、既往史、手术记录等信息，涵盖患者在该医疗机构的诊疗过程及转归信息	有个人史、既往史、手术记录等，涵盖患者在该区域医疗机构内就诊的疾病诊疗过程及转归信息
优势	人群代表性较好；医疗费用信息较详细；覆盖时间较长	详细的院内诊疗信息，包括症状、体征、检查、检验、诊断、用药、诊疗过程及院内疾病转归信息；可获得个人史信息	涵盖患者该区域内就诊的详细诊疗信息；可获得个人史、预防接种史信息；覆盖时间较长
可解决的研究问题	了解疾病负担；了解现有诊疗模式及诊疗费用；评价治疗结局；经济学评价	描述疾病特征及诊疗模式；评价疾病诊断方法；评价院内短期用药的短期结局；评估短期疾病预后	探索疾病病因；了解疾病负担；描述疾病特征及诊疗模式；评价疾病诊断方法；评价治疗结局；评估疾病预后及预测
研究局限	缺乏个人史、检验、检查、诊疗过程等信息，在评价治疗结局问题上，因果推论受限	人群代表性受限，在描述疾病特征、诊疗模式问题上结果外推性受限；缺乏长期随访信息，无法探索长期治疗及结局相关问题；存在删失，在评价治疗结局及疾病预后问题上，对暴露及结局存在错分偏倚	缺失数据、矛盾数据可能较多，影响研究结果的准确性

2. 非布司他多维度研究体系

非布司他是高尿酸领域的经典产品之一，通过抑制尿酸合成降低血尿酸水平。其在痛风降尿酸领域主导科室风湿及肾内的证据链丰富完善、诊疗观念基础扎实、产品发展成熟；但在无症状高尿酸血症及其相关代谢疾病诊疗中，非布司他仍有广阔的成长空间。

在回顾了大量基础与临床研究数据后发现，高尿酸血症除了导致痛风发作外，同时会影响机体氧化应激和炎症反应，与高血糖、高血压、高血脂等疾病共同归属于代谢综合征疾病谱。目前已有不少循证医学证据表明高尿酸血症可能与肾脏疾病、糖代谢脂代谢相关疾病、心脑血管疾病相关，亦有零散关于非布司他降尿酸治疗同时可改善代谢相关其他疾病的研究报道。在繁多的涉及领域包括风湿、肾内、内分泌、心内、高血压、老年病等代谢相关领域中，除成熟领域外，如何在未开发领域中精准定位目标人群，基于真实世界的多维度研究体系的建立，以及随之产生的医学证据为解决以上问题提供了重要途径与有力支撑。

（1）现状纷繁，按图索骥

高尿酸人群广泛分布于医疗机构各科室，为了准确评估人群特点，需要完整的诊断信息、检验检查结果与用药信息。结合前文所述数据库特点，我们与数据平台合作，选取了全国五家单一医疗机构电子病历数据样本，对人群既往的数据进行了横断面研究。该研究包含 2002 年 10 月至 2018 年 12 月的数据，共计筛选到有血尿酸检测结果的人数 47 万余例，其中血尿酸高于正常范围者 8 万余例，约占所有医院内尿酸检测的 18%（"血尿酸检测科室分布"及"高尿酸血症科室分布"见图 3-9）。真实世界的数据在体现了降尿酸市场的巨大潜力的同时，仍需要对不同科室的实际情况进行逐一的详尽的分析：预防保健科多为定期复查与随访患者，外科、妇产科多为术前或孕期常规检测，结核病科则由于部分抗结核药物有升高血尿酸的作用，引起药物性高尿酸血症，从而亦会常规检测尿酸。而在占比大于 5% 的科室中，代谢综合征相关的心血管与内分泌脱颖而出，部分占比甚至超过了既往认知的风湿科与肾内科。

血尿酸检测科室分布　　　　　　　　　高尿酸血症科室分布

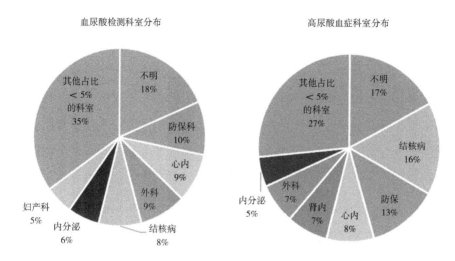

图 3-9　血尿酸检测科室分布及高尿酸血症科室分布

（2）洞悉观念，知已知彼

在初步明确潜力领域后，仍需进一步了解此领域内的高尿酸血症诊断模式、干预策略与用药选择。通过定性与定量结合、线上与线下结合、问卷与深访结合的形式，全面评估该领域的诊治现状，寻找痛点与突破口。

根据大数据横断面分析得出的高尿酸血症患者分布情况，我们在全国范围内开展针对心内和内分泌领域临床医生的高尿酸血症认知及诊疗线上问卷调研，了解相应科室医生对高尿酸血症关注度及用药选择现状。问卷设计对于科室、医院级别、医生职级进行了分层和人数控制，从高尿酸血症总体认知、高尿酸血症干预手段用药选择、高尿酸血症性别差异诊疗、高尿酸血症控制达标理念等多个维度进行提问，整个问卷长度控制在 3 ~ 5 分钟作答时间，同时加入逻辑质控选项，确保问卷真实性和有效性。

调研结果显示，受访医生全部会关注患者化验单血尿酸值，而在是否主动检测血尿酸值方面，不会主动检测血尿酸值仅占 9%；25% 的医生仅仅会对有痛风症状的高尿酸血症进行药物干预，75% 的医生会综合情况考虑对无症状高尿酸血症患者也进行降尿酸药物治疗。68% 的受访医生会根据患者性别去选取药物降尿酸治疗的血尿酸阈值（血尿酸控制达标值），在科室分层上，内分泌医生会根据性别分别考虑血尿酸阈值占比更多。调研还了解了受访医生对高尿酸治疗方案选择：约一半的受访医生会选择降尿酸药物＋碱化尿液的方案对患者进行降尿酸治疗，选择降尿酸药物单用或者碱化尿液单用的方案人数均约占总人数 20%。

由此可见，两个科室的医生对高尿酸血症关注度高，同时对高尿酸血症相关并发症与风险认知度高；无论是否有痛风发作，大多数医生均会对高尿酸血症患者进行积极药物干预；降尿酸药物配合碱化尿液的治疗方案是治疗高尿酸血症的主流选择；内分泌科医生对高尿酸血症认知和诊疗观念优于心内科医生（性别差异考量、控制起始阈值、控制达标浓度等）。

除线上调研外，匹配开展的专家顾问会与患者一对一深访也进一步证实，心内与内分泌领域专家对于高尿酸血症诊治的兴趣度、重视度高，也从临床角度印证了高尿酸与代谢综合征相关疾病的关联度，认可了降尿酸治疗在这些疾病领域中的应用潜力。

（3）数据为王，桴鼓相应

在充分了解外部情况的同时，产品在特定人群中的适用情况始终必须基于研究数据与临床证据。此前也已提及，高尿酸血症会影响机体氧化应激和炎症反应，可能与肾脏疾病、糖代谢脂代谢相关疾病、心脑血管疾病相关。为了进一步验证高尿酸对于心脏、肾脏、代谢等方面的危害，探索降尿酸治疗带来的额外获益，我们以此前的横断面研究为基础，进一步推进了后续大数据回顾性研究的开展。

根据地域分布特点与数据完整性分析结果，从此前建立的数据库中筛选出 2012 年 7 月至 2018 年 1 月在 4 家医院就诊的患者的基线数据建立横断面研究子数据库，排除部分缺失数据后，纳入成人患者 37 万余人。结合实际数据形态，对尿酸水平和疾病指标之间的相关性，纳入血脂、血糖、血压及肾脏功能检测等相关指标进行分析（图3-10）。研究结果证实了此前的散发报道，高尿酸血症与血脂异常及慢性肾脏病存在风险关联，且与血脂异常及慢性肾脏病高度相关，特别是随着血尿酸水平增加，关联性随之增强。研究同时也对血尿酸与血糖的关联进行了分析，但并未得到直接相关的结论。而为了探索血尿酸变化与疾病进展的相关性，我们在原有分析集中筛选有完整随访结果的患者中进一步开展了回顾性队列分析。将血尿酸和各指标变化差值进行线性回归分析，发现了eGFR和部分血脂指标（TC、TG等）与血尿酸变化存在线性相关。发现了这些风险关联后，我们进一步考虑降尿酸药物治疗对这些疾病和指标变化是否有益，以及非布司他与其他药物相比存在的优势，后续分析仍在持续进行中。

为了探寻非布司他对糖代谢的影响，医学部与内分泌专家合作开展了一项前瞻性单中心的队列研究，入组的高尿酸血症在饮食控制的基础上分为非布司他组与对照组，且按照糖代谢状态正常与否进行分层，探索非布司他治疗在降尿酸的同时对糖代谢的影响，为非布司他在代谢综合征中的作用再添临床证据。

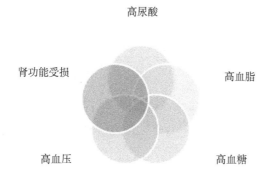

图3-10 高尿酸血症与相关代谢性指标

3.结语

成熟产品一般具备一定条件的医学证据，基于已有证据开发新的上市后临床研究和配套项目是其不断成长的推动力，通过数据支持和研究驱动，充分利用真实世界数据，产生真实世界证据，有针对性地以不同的临床研究或医学项目解决相应的临床决策需求，不仅有助精准定位拓展人群、延长成熟产品的生命周期，同时有机会获取新领域的创新收获。

本案例中，基于已有的循证医学证据去制订一系列新的药物上市后临床研究及观念调研，利用不同的研究设计解决不同阶段的决策需求，为产品的巩固和领域更新提供有利力支持，同时为未来医学策略制订提供了崭新的方向。"数据驱动"是医疗产品上市后发展的坚实基础，也是可持续发展的生命力所在。

案例 2：真实世界研究助力了解 Omalizumab

实际应用剂量、有效性与安全性

奥马利珠单抗（Omalizumab）是与免疫球蛋白 E（IgE）结合的靶向治疗药物，针对其高亲和力 Fc 受体的 IgE 结合位点，阻止游离血清 IgE 附着于肥大细胞和其他效应细胞，并防止 IgE 介导的炎症变化。Omalizumab 已被包括美国（自 2003 年起）和欧盟（自 2005 年起）在内的 90 多个国家批准用于治疗中至重度持续性过敏性哮喘。它于 2006 年 11 月首次被纳入全球哮喘倡议指南，最初给药的标准是：12 岁以上，严重或控制不充分的过敏性哮喘，至少有一种常年性过敏源，最大体重 150 kg，血清 IgE 浓度在 30 ~ 700 IU/mL，最大月计算剂量为 750 mg（表 3–10、表 3–11）。2009 年起 Omalizumab 适用年龄已减至 6 岁，IgE 浓度增加至 30 ~ 1500 IU/mL，总剂量增加到现在的 1200 mg。2014 年 Omalizumab 被美国食品药品管理局批准用于治疗慢性特发性荨麻疹。2017 年在中国正式批准上市时，适应证为 IgE

介导的成人和青少年（12 岁及 12 岁以上）哮喘，经吸入型糖皮质激素和长效吸入型 β_2 受体激动剂治疗后，仍不能有效控制症状的中至重度持续性过敏性哮喘。

表 3-10　12 岁及 12 岁以上成人和青少年过敏性哮喘每 4 周皮下注射一次
Omalizumab 剂量（mg）（2003 年美国 FDA 批准）

治疗前 血清 IgE（IU/mL）	体重（kg）			
	30 ~ 60	> 60 ~ 70	> 70 ~ 90	> 90 ~ 150
30 ~ 100	150	150	150	300
> 100 ~ 200	300	300	300	
> 200 ~ 300	300			
> 300 ~ 400	参见表 3-11			
> 400 ~ 500				
> 500 ~ 600				

表 3-11　12 岁及 12 岁以上成人和青少年过敏性哮喘每 2 周皮下注射一次
Omalizumab 剂量（mg）（2003 年美国 FDA 批准）

治疗前血清 IgE（IU/mL）	体重（kg）			
	30 ~ 60	> 60 ~ 70	> 70 ~ 90	> 90 ~ 150
30 ~ 100				
> 100 ~ 200				225
> 200 ~ 300		225	225	300
> 300 ~ 400	225	225	300	
> 400 ~ 500	300	300	375	
> 500 ~ 600	300	375	不要处方	
> 600 ~ 700	375			

　　尽管有超过 14 年的患者数据可从大量针对不同终点的随机对照临床试验中获得，有助于我们理解 Omalizumab 的疗效和安全性，但这类试验所要求的严格的预先定义的纳入和排除标准意味着参与者可能无法反映现实世界中的患者，这些患者通常有严重的共病和不同程度的疾病严重性，这将使他们无法参与试验，导致前期的实际有效性等数据有限。因此Omalizumab 开展了若干临床研究来回答实际应用的剂量、联合用药的有效性及安全性等问题，而其中 3 项大型的真实世界研究发挥了重要的作用。

1. PROSPERO 研究：探索能够预测临床疗效的生物标志物

　　为了提高对现实环境中 Omalizumab 安全性和有效性的理解，2013 年启动的了 PROSPERO 研究项目，该项目是一项在美国开展的纳入 806 例受试者的单臂、48 周前瞻性、多中心、观察性研究，具有两个研究目的：一是了解在现实世界中初始使用 Omalizumab 患者的类型，包括患者的基线特征、生物标志物、未满足的需求、疾病负担和疾病表型；二是了解报告的临床参数与综合临床结果的相关性，评估 Omalizumab 临床疗效的预测因子。项目对入组的患者每月评估包括病情恶化、医疗利用率、ACT 和不良事件。在基线检查、6 个月和研究结束时，收集生物标志物（血嗜酸性粒细胞、IgE 和呼出的 NO 分数）并进行肺功能测定。迄今为止关于 PROSPOERO 项目已经发表了至少 7 篇文献，其研究结果还在持续影响着相关临床治疗实践。

　　预测临床疗效的生物标志物包括免疫球蛋白 E-IgE、嗜酸性粒细胞。

　　（1）免疫球蛋白 E-IgE：Omalizumab 最初被批准用于 IgE 水平介于30 ~ 700 IU/mL 之间的中重度持续过敏性哮喘患者，之前已发表的随机、安慰剂对照研究数据表明，生物标志物如 IgE 等可能有助于临床医生识别哪些患者会从 Omalizumab 治疗中获益，哪些患者不会获益。因此测定血清 IgE 水平对确定 Omalizumab 的合理性、剂量和使用频率有重大的意义。

PROSPERO 研究项目的结果显示：正如所料，入组患者的嗜酸性粒细胞计数基线和 IgE 水平均呈右偏态分布。大多数患者（76%）的总 IgE 范围在当时美国处方信息剂量表内，但仍有 23% 的患者的 IgE 水平超出了制造商的剂量表。这些患者不太可能符合随机临床试验的准入标准，因此，他们可以代表以前未研究过的人群。另外，青少年和成人的 FeNO 和嗜酸性粒细胞中值相似。而青少年的中位 IgE 几乎是成人的 3 倍（分别为 506.7 IU/mL 和 175.4 IU/mL），其数值变动范围也大于成人。

在 PROSPERO 研究中发现，临床医生对基线 IgE < 30 IU/mL 的患者应用 Omalizumab 剂量范围为每 4 周 150 mg，对基线 IgE > 700 IU/mL 的患者为每 2 周 450 mg，这显然与当时的 Omalizumab 美国处方信息推荐的剂量表不一致；在临床症状改善方面，基线 IgE 水平低于 30 IU/mL 的患者（n=70）ACT 评分改善值为（3.8±4.6）分；对于 IgE 水平超过 700 IU/mL 的患者（n=118），ACT 评分改善值为（5.0±4.9）分。而该研究中，Omalizumab 治疗 12 个月后，ACT 的总体平均改善值为（4.4±4.9）分；在开始 Omalizumab 治疗后，在 12 个月内，无论成人的生物标志物状态如何，哮喘的恶化程度都显著降低：从研究开始前 12 个月到研究 12 个月时，从平均基线检查病情恶化率显著改善，从（3.00±3.28）分降低为（0.78±1.37）分（P < 0.001）；对于 IgE 水平低于 30 IU/mL 的患者，恶化率从平均值（2.94±3.63）分降至（1.23±1.85）分；对于 IgE 水平超过 700 IU/mL 的患者，恶化率从平均值（3.18±3.73）分降至（0.71±1.35）分。由此可见与按照处方指南给药的患者相比，在推荐范围外给药的患者在病情恶化和 ACT 评分改善方面仍然有相似的结果。

从理论上讲，Omalizumab 与游离血清 IgE 的结合形成一种由 3 ~ 6 个分子组成的可溶性复合物，该复合物被网状内皮系统清除，所需时间比简单 IgE 分子的清除时间更长，这可能解释了为什么在治疗期间血液中的总 IgE 水平不仅没有下降，而且事实上还有所增加。因此治疗期间的总 IgE 水平对 Omalizumab 治疗期间的剂量调整并无指导意义，而治疗基线 IgE 水平似乎可以对 Omalizumab 的疗效进行预测，但真实世界研究数据表明，一旦决定使用 Omalizumab 治疗，生物标志物水平可能无法预测治疗结果。

（2）嗜酸性粒细胞：严重哮喘是一种具有多种表型的异质性疾病，包括过敏性和嗜酸性粒细胞增多。约 70% 的哮喘患者存在过敏。数据显示，包括外周血嗜酸性粒细胞和呼出一氧化氮分数（FENO）在内的特定生物标志物可能有助于识别对生物制剂更具反应的患者，从而为哮喘的治疗提供更个性化的方法。

为了确定治疗前血嗜酸性粒细胞计数作为 Omalizumab 疗效预测指标的重要性，2015 年 12 月 21 日至 2016 年 9 月 30 日在法国开展了一项多中心、非干预、回顾性、观察性的研究（STELLAIR 研究），研究数据来自使用 Omalizumab 治疗严重过敏性哮喘患者的医疗记录。这项研究对 872 例接受 Omalizumab 治疗的严重过敏性哮喘患者（其中 723 例 ≥ 18 岁，149 例在 6 ~ 17 岁）的数据进行了分析，其中 52.1% 的成人和 73.8% 的儿童血嗜酸性粒细胞计数 ≥ 300 个 /μL。STELLAIR 研究结果表明，与特异性靶向嗜酸性粒细胞激活途径的抗体相反，Omalizumab 在"高"和"低"嗜酸性粒细胞亚群中的有效性相似，即无论治疗前嗜酸性粒细胞计数如何，Omalizumab 治疗对符合条件的严重过敏性哮喘患者均有效。而在 PROSPERO 研究中则发现，在第 12 个月时，高生物标志物亚组中有更大比例的患者得到良好控制（ACT > 20 分）。在基线检查时的 711 例患者中，35.4% 的患者嗜酸性粒细胞计数较高（ ≥ 300 个 /μL）；在成人中，与嗜酸性粒细胞低组相比，嗜酸性粒细胞高组 ACT 评分的最小平方平均值（标准差，least squares mean）变化更高；嗜酸性粒细胞亚组之间存在显著差异，但两者均达到最小重要差异（MID）。FENO 高和 FENO 低亚组之间的差异无统计学意义。

2. eXpeRience 研究：探索应用 Omalizumab 对皮质醇激素应用的影响

使用 Omalizumab 的患者通常有更多的哮喘症状和更高的恶化发生率、肺功能受损率和生活质量下降率。持续性哮喘通常可以通过吸入性糖皮质激素（全身皮质醇激素）和长效 β_2 受体激动剂进行治疗，但即使采取了这些治疗措施，许多严重哮喘患者仍然无法得到控制。尽管在临床试验中经常实现哮喘控制，但这在日常临床实践中并不常见。治疗依从性和较差的吸入器技术是影响现实环境中哮喘控制的主要因素。另外，口服皮质类固醇（OCS）通常用于严重持续性过敏性哮喘患者，尽管有效，但它们与多种不良事件相关。

许多随机临床试验表明，将 Omalizumab 添加到当前的哮喘治疗中是有效且耐受性良好的。这些临床研究的数据表明，与安慰剂相比，使用 Omalizumab 的附加治疗可显著降低哮喘的恶化、吸入性糖皮质激素需求和急诊室 / 中重度和严重哮喘患者的住院治疗。但在哮喘的临床试验中，频繁就诊和伴随哮喘药物治疗的依从性提高常常被归因于安慰剂效应，这可能导致对 Omalizumab 等附加干预的疗效估计不足。

为补充这些临床试验的疗效和安全性数据，为期 2 年的一项国际性、单臂、开放标签、观察性登记研究（eXpeRience）纳入了约 15 个国家（欧洲、加拿大、南美和亚洲）的 943 例患者，旨在评估 Omalizumab 治疗未控制的持续性过敏性哮喘患者的实际有效性、安全性和使用情况。该研究在预先指定的时间点评估疗效变量 [内科医生对治疗效果的总体评估（GETE）]，以及与基线相比在恶化率、症状、抢救药物使用和口服皮质类固醇（OCS）使用方面的变化和安全数据。

eXpeRience 研究显示，大多数患者（74%）在基线时接受联合治疗，28.6% 的患者在基线时接受维持性 OCS。根据内科医生对治疗效果的总体评估，69.9% 的患者在（16±1）周对 Omalizumab 有应答（GETE 评估优秀 / 良好），无临床显著恶化的患者比例从 12 个月治疗前的 6.8% 增加到 12 个月和 24 个月的 54.1% 和 67.3%，24 个月的症状和救援药物使用量比基线减少了 50% 以上。第 24 个月时接受 OCS 维持治疗的患者比例（14.2%）显著低于 12 个月时（16.1%）和基线检查时（28.6%）。此外，平均每日总 OCS 剂量（相当于泼尼松龙 mg）在基线时为 15.5 mg（SD 14.0）在第 12 个月时降低为 7.7 mg（SD 10.9），到第 24 个月时进一步降低为 5.8 mg（SD 8.9）。在应答者亚组中也有类似的发现：第 24 个月时接受激素维持治疗的患者比例（12.1%）低于 12 个月时（13.8%）和基线时（28.1%）。而在无应答者中，24 个月时接受激素维持治疗的患者比例（17.9%）高于有应答者（12.1%），但仍然低于 12 个月时（20.9%）和基线时（28.5%）。在基线时接受 OCS 治疗的 ITT 人群中，分别有 57.1% 和 69.0% 的患者在 12 个月和 24 个月时减少 OCS 剂量或停止 OCS 治疗。仅有少数患者在第 12 个月（$n=5$；2.6%）在第 24 个月（$n=4$；2.4%）的 OCS 剂量与基线相比有所增加。

eXpeRience 研究结果表明，接受 Omalizumab 治疗的患者中有 69.9% 对治疗有反应，在随机对照临床试验中也发现了类似的结果：53% 的 Omalizumab 治疗患者有优秀 / 良好的反应，而安慰剂组有 33% 的患者有优秀 / 良好的反应。 此外，eXpeRience 研究结果发现，与基线相比，Omalizumab 治疗可能对这些患者的直接和间接疾病成本产生重大影响。此外，还观察到 Omalizumab 对哮喘控制（ACT 和 ACQ）和哮喘相关生活质量（哮喘生活质量问卷和简略版哮喘生活质量问卷）的改善，以及 OCS 使用的减少。

与纳入对照临床试验的受试者相比，纳入 eXpeRience 登记研究的患者总体上更具异质性（在哮喘症状和恶化的频率、肺功能和频繁的医疗干预需求方面），如 GOAL 研究强调了实现哮喘控制的困难，其中约 30% 接受沙美特罗 / 氟替卡松逐步治疗 1 年（含或不含泼尼松龙）的患者没有实现哮喘控制。

eXpeRience 研究结果则表明，在现有治疗基础上添加 Omalizumab 可能会改善这种情况下的治疗效果，适用于未控制的持续性过敏性哮喘的一般患者人群。

3. EXCELS 研究：评估 Omalizumab 的长期安全性及与恶性肿瘤发生的相关性

2003 年一项对临床试验数据的汇总研究显示，与 0.2% 的对照受试者相比，0.5% 的 Omalizumab 治疗患者出现了恶性肿瘤。因此，Omalizumab 的说明书中将恶性肿瘤列为潜在风险。自 2003 年以来，两项策略被采用以评估 Omalizumab 与恶性肿瘤之间的可能联系：首先，作为上市后Ⅳ期临床研究承诺的一部分，命名为 EXCELS 的疾病登记研究于从 2004 年启动，2012 年 4 月完成，旨在评估 Omalizumab 的长期安全性，并为临床实践中评估恶性肿瘤率提供了机会；其次，自最初的分析以来，Omalizumab 临床试验数据库已大幅扩展，这使得人们可以进行更稳健的分析。

EXCELS 是一项四期、前瞻性、观察性队列研究，可比较接受 Omalizumab 治疗的患者与未接受 Omalizumab 治疗的类似患者的长期临床安全性。超过 5000 例接受 Omalizumab 治疗和 2800 例未接受 Omalizumab 治疗的持续中度至重度 HMA 患者被纳入研究，随访时间长达 5 年。研究主要观察指标包括所有确诊的研究合并原发性恶性肿瘤（以下简称恶性肿瘤）、除外非黑色素瘤皮肤癌的所有恶行肿瘤及严重不良事件的发生率。在该项目中，入组时已接受 Omalizumab 或在研究开始后 30 天内开始应用 Omalizumab 的患者被分配到 Omalizumab 队列。之前未接受 Omalizumab 治疗且在研究开始后 30 天内未开始应用 Omalizumab 的患者被分配到非 Omalizumab 队列。两队列（Omalizumab/ 非 Omalizumab）保持近似 2 ：1 的比例。由于研究期间患者的治疗由主治医师决定，因此，一些非 Omalizumab 队列中的患者在研究期间改用 Omalizumab，而 Omalizumab 队列中的一些患者在研究期间停用了 Omalizumab。

基线访视后，每 6 个月安排一次研究访视。非研究性医疗访视取决于患者对医疗原因和常规哮喘护理的要求。Omalizumab 治疗患者的常规临床访视为每 2 周或每 4 周进行一次 Omalizumab 注射。

值得注意的是，EXCELS 研究详细规定了不同队列中对原发性恶性肿瘤事件的识别、认证和归因，其分析侧重于描述性统计和相应置信区间的治疗效果评估，而不是假设检验。首次发生恶性肿瘤的风险分析采用 Cox 比例风险（PH）模型，基于所有入选 Omalizumab 和非 Omalizumab 队列的患者模拟首次确诊研究中出现原发性恶性肿瘤的时间。根据预先指定的分析，Cox-PH 模型根据基线癌症状态（类别 A、B 或 C）进行分层，并根据基线风险协变量进行调整。研究方案中预先规定了根据基线癌症状态对恶性肿瘤（除外非黑色素瘤皮肤癌）进行的亚组分析，以及针对 Omalizumab 治疗队列研究前和研究期间的总暴露总时间进行的探索性分析。计算每 1000 人/年观察时间内恶性肿瘤（除外非黑色素瘤皮肤癌）的总发病率（从入组到研究完成或中止研究）。通过使用偏差校正 Bootstrap 程序计算 95%CI（计算并报告了 Omalizumab 队列和非 Omalizumab 队列之间恶性肿瘤发生率的比率和差异）。最后的统计分析显示，Omalizumab 队列和 Omalizumab 队列的恶性肿瘤粗发病率（每 1000 人/年）分别为 16.0 和 19.1。基于 Cox-PHM 模型的首次发生研究相关原发性恶性肿瘤（除外非黑色素瘤皮肤癌）的分析结果，Omalizumab 队列和非 Omalizumab 队列的风险比为 1.09（95%CI：0.87 ~ 1.38）。

总的来说，Omalizumab 队列和 Omalizumab 队列报告了相似的癌症筛查率。所有恶性肿瘤的恶性肿瘤粗发病率（每 1000 人/年）为 16.3（95%CI：11.1 ~ 23.0），除外非黑色素瘤皮肤癌的恶性肿瘤粗发病率（每 1000 人/年）为 6.6（95%CI：3.5 ~ 11.3），与 Omalizumab 队列计算的粗发病率一致。与 2003 年早期的汇总分析相比，EXCELS 使用了更大的数据集（11 459 例患者）及更长的随访时间。EXCELS 的结果也与最近 67 个 I 期至 IV 期临床试验的综合数据分析一致，这些临床试验报告了 Omalizumab 与恶性肿瘤之间没有相关性。EXCELS 的研究中多个探索性和敏感性分析的结果、一般人群的预期发病率均支持这一结论。

EXCELS 研究中不同队列在恶性肿瘤研究监测方面的一致性，以及队列间在恶性肿瘤发生率（包括和不包括 GNMSC）方面的相似性，确保了不存在有意义的检测偏差。另外，EXCELS 中的潜在混淆通过 Cox 分析解决，Cox 分析按基线癌症状态分层，并根据患者特征进行调整。这些分析提供了与未经调整的分析类似的结果，这意味着研究没有重大的缺失或混淆。这给未来开展的真实世界研究采用合理的研究设计和统计分析方法提供了富有意义的参考和洞见。

案例 3：真实世界研究助力槐杞黄颗粒从中医"气阴两虚引起的儿童体质虚弱"到西医"支气管哮喘患儿"的精准定位

槐杞黄颗粒适应证为：益气养阴。适用于气阴两虚引起的儿童体质虚弱、反复感冒或老年人病后体虚、头晕、头昏、神疲乏力、口干气短、心悸、易出汗、食欲不振、大便秘结。

2021 年 9 月，《中国当代儿科杂志》发表了《槐杞黄颗粒辅助治疗儿童支气管哮喘疗效的真实世界研究》。采取多中心、前瞻性、登记注册的真实世界研究方法，于全国 21 家医院门诊依序纳入已明确诊断支气管哮喘、年龄 2 ~ 5 岁、采用以下两种治疗方案之一的患儿：使用哮喘长期控制药物，即吸入激素和（或）白三烯受体拮抗剂，但未使用槐杞黄颗粒（控制治疗组，$n=390$）；使用哮喘长期控制药物，同时加用槐杞黄颗粒（联合治疗组，$n=1014$）。收集所有患儿的个人及临床资料，于治疗后第 4、第 8、第 12、第 20、第 28、第 36 周进行门诊或电话随访。随访内容包括哮喘发作情况、鼻炎症状等，并对随访观察指标的变化进行统计学分析。

【结果发现】入组前两组患儿哮喘发作次数、天数及鼻炎发作天数比较差异均无统计学意义（$P > 0.05$）。经治疗后，联合治疗组患儿每月哮喘发作天数、重度哮喘发作次数及鼻炎发作天数均显著少于控制治疗组（$P < 0.05$）。两组患儿不良反应发生率比较差异无统计学意义（$P=0.667$）。

【所得结论】在使用哮喘长期控制药物治疗基础上加用槐杞黄颗粒能够改善支气管哮喘患儿的临床症状及伴发的鼻炎症状，提高哮喘控制水平，且在治疗过程中使用安全，无明显不良反应。

这一真实世界研究实现了槐杞黄颗粒从中医诊疗目标"气阴两虚引起的儿童体质虚弱"到西医诊疗目标人群"支气管哮喘患儿"的精准定位。

案例 4：真实世界研究助力双环醇片实现从治疗慢性肝炎所致的氨基转移酶升高向"预防肝癌""预防老年人群肿瘤""肝硬化腹水"目标人群的定位

双环醇片适应证为治疗慢性肝炎所致的氨基转移酶升高。2016 年，《中国医院药学杂志》发表了《基于真实世界大样本数据对老年人群联合使用双环醇和其他药物的特征分析》。以全国 18 家大型三甲医院信息系统数据库中使用双环醇片的 1085 例老年住院患者为研究对象，利用频数统计及关联规则分析其基本情况、合并疾病、合并用药。

【结果】患者年龄 66 ～ 74 岁居多，占 75.48%；性别为男：女 ≈ 2：1；住院天数集中在 15 ～ 28 天；合并西药以双环醇片＋营养补充药最常见；合并中药以双环醇片＋清热祛湿剂最常见；一种中药合并一种西药以甘草酸注射剂＋还原型谷胱甘肽为主；关联分析中以甘草酸注射剂＋呋塞米 / 胸腺肽 / 螺内酯最常见。

【结论】在中医药治疗肝病的临床实践中，医生应注意运用清热解毒祛湿、活血化瘀、扶正固本的原则来辨证遣方和联合用药；双环醇片与甘草酸注射剂联合运用可能在治疗肝炎和预防肝癌方面产生一定的协同作用；双环醇与胸腺肽联合使用可能在治疗慢性乙型肝炎、预防老年人群肿瘤的发生和预防及治疗化疗药物所致肝损害方面均产生协同作用；双环醇片与甘草酸注射剂、还原型谷胱甘肽、螺内酯片、呋塞米、胸腺肽的多项联合用药可能在临床肝硬化腹水的治疗上产生积极的协同作用。

通过该真实世界研究，双环醇片实现了从治疗慢性肝炎所致的氨基转移酶升高向"预防肝癌""预防老年人群肿瘤""肝硬化腹水"目标人群的定位。

案例5：真实世界研究助力参芎葡萄糖注射液由"闭塞性脑血管疾病及其他缺血性血管疾病"向"急性支气管炎、急性肺炎"目标人群的定位

参芎葡萄糖注射液适应证为应用于闭塞性脑血管疾病及其他缺血性血管疾病。2021年2月，《中药药理与临床》发表了《真实世界中参芎葡萄糖注射液治疗老年人群联合用药特征分析》。基于真实世界电子医疗病历系统，提取使用参芎葡萄糖注射液的65岁以上老年人群诊疗数据，对患者基本信息、诊断信息等进行描述性分析，并通过Apriori算法关联规则的分析方法对合并用药深入挖掘，探索其临床使用规律。

【结果】全国19家三甲医院共2466例使用参芎葡萄糖注射液的老年患者被纳入研究，男性多于女性，年龄中位数为74岁，单次剂量100～200 mL者为主，用药疗程以8～14天者居多；真实世界中使用参芎葡萄糖注射液的老年患者，常联合使用阿司匹林、阿托伐他汀、氨溴索、呋塞米、泮托拉唑、疏血通注射液及痰热清注射液等中西药物。

【结论】本研究基于真实世界数据，揭示了使用参芎葡萄糖注射液的老年人群在当前医疗环境中真实的临床用药现状，基本情况符合相关指南，探索发现了抗血小板聚集、降血脂与降血压、中医特色的活血化瘀与清热化痰等4种临床常用治疗方案，在促进参芎葡萄糖注射液的临床合理用药等方面有着重要的参考价值。该研究发现了中医特色的清热化痰方案：参芎葡萄糖注射液＋痰热清注射液＋氨溴索，痰热清注射液清热解毒、化痰止痉，适于急性支气管炎、急性肺炎属于痰热阻肺证等，氨溴索作为常用祛痰药，具有良好的化痰、溶解与润滑呼吸道作用，该组合既可疏散肺经邪热，又能发挥化痰的功效。

这一真实世界证据亦支持了参芪葡萄糖注射液向"急性支气管炎、急性肺炎"目标人群的定位。

（魏金利　陈薇　朱燕华　李一）

第4节　P药上市后承诺性研究

P药是一种全人源单克隆抗体，可与多个种属体内的前蛋白转化酶枯草溶菌素9（PCSK9）高亲和力结合。PCSK9可结合低密度脂蛋白受体（LDLRs），促进肝细胞LDLR的内化和清除。P药单抗可通过阻断PCSK9与LDLR结合增加LDLR数量，从而促进循环系统中LDL-C的清除。P药单抗可治疗性降低LDL-C，进而降低不良心血管事件（如心肌梗死、缺血性卒中和心血管死亡）风险。

P药已于2019年在中国获批用于：①在确诊为ASCVD的成人患者中，通过降低LDL-C水平来降低心肌梗死、卒中、需要住院的不稳定型心绞痛的风险。②可作为饮食的辅助疗法，用于成人原发性高胆固醇血症（杂合子型家族性和非家族性）和混合型血脂异常患者的治疗，以降低LDL-C水平。但在全球Ⅲ期临床试验中，中国患者的样本量较小且随访时间较短。中国入选613例患者接受随机，且仅接受了12个月的P药单抗治疗，而在总体人群中为29.8个月，后者仅在治疗12个月后才观察到CV风险降低。故在近期患有急性冠脉综合征（ACS）且接受P药单抗治疗的中国患者中，未观察到CV事件发生率降低有统计学意义。2020年1月，国家药品监督管理局（NMPA）发布了《真实世界证据支持药物研发与审评的指导原则（试行）》。该指导原则指出，真实世界证据可能以多种方式支持药物研发，包括上市前临床开发和上市后评价，且"基于RCT证据获批的药物，通常由于病例数较少、研究时间较短、试验对象入组条件严格、干预标准化等原因，存在安全性信息有限、疗效结论外推不确定"。故在某些情况下，需要使用真实世界数据衍生的证据来提高有效性和安全性的普遍性。因此，我们向 NMPA 提交了一项针对 P 药的上市后承诺性研究（PAC study）作为递交上市申请的证据补充。该研究旨在对上市后接受 P 药单抗治疗的近期因 ACS 住院的患者开展前瞻性观察性研究，获得接受 P 药单抗治疗的中国患者的上市后数据，同时结合预测模型的结果，描述在真实世界环境下经 P 药单抗预定治疗期间的 CV 事件预期与实际发生情况。研究的整体设计如下。

（1）通过开展注册研究观测人群中的事件发生率：该注册研究计划招募来自中国 30 ~ 40 家研究中心的约 3000 例有近期 ACS 诊断记录的合格成年患者，并对在日常临床诊疗中接受 P 药单抗治疗的患者进行前瞻性、多中心、观察性研究。研究收集的数据主要目的是用于描述在近期因急性冠脉综合征（ACS）住院且在日常临床实践中接受 P 药单抗治疗的患者中心血管事件（4 部分主要不良心血管事件）。因此，我们预计该注册研究中观测的事件发生情况将代表真实世界临床诊疗的情况，即使用 P 药治疗，但有一定的停药率的治疗情景。

（2）评估未接受 P 药治疗的预估事件发生率：我们首先开发了降脂治疗（LLT）的治疗 – 获益模型，这是一种时间依赖性模型，总结了低密度脂蛋白胆固醇（LDL-C）降低与心血管（CV）风险降低之间的关系。该模型的参数包括距开始治疗的时间、LDL-C 降幅及其他患者特征等，在开发时纳入了包含至少 1000 例个体受试者，并将重要 CV 事件或死亡作为研究终点的共计 22 项降脂治疗 RCT 研究估计模型参数，并获得了较好的模型验证结果。其次，我们拟利用中国已有的具代表性的 ACS 患者注册登记研究数据库，提取相关人口统计学和临床特征的平均值、标准差和比例等汇总指标，转化为累积分布并创建伪患者队列。根据美国 Optum 数据库 ACS 患者的风险模型，利用上述患者队列进行矫正，形成中国 ACS 患者的基线风险模型，该基线风险模型结合治疗 – 风险模型可预测某个体患者的未来心血管事件风险。利用基线风险模型、治疗 – 获益模型和注册研究收集的人群特征，我们可以得到注册研究人群未接受 P 药治疗的未来心血管事件风险。

（3）评估理想状态下，即接受 P 药治疗且未停药的注册研究人群中预估的事件发生率。同时，还可将未经 P 药治疗的预估事件发生率与治疗 – 获益模型一起使用，得出接受 P 药治疗且未停药的事件发生率。最终，研究会分别将理想状态的 P 药治疗预期效果和注册研究的实际观察疗效与基线风险进行比较，计算绝对风险降低、相对风险降低、需治疗人数和避免的不良事件总数，以综合评估 P 药在中国 ACS 患者中的疗效。

本研究的优势在于相比传统的上市后 1 ∶ 1 对照的前瞻性研究设计，结合了已有数据库和模型模拟的方法，在保证科学性的同时可为Ⅲ期临床提供更多基于国人的补充性证据，亦可较大程度地节约研究成本和时间。但也要求对模型构建时所用的数据库开展详细的适用性评估，保证患者人群的代表性及数据的高质量，为模型构建提供基础。

（苏萌　周舟）

参考文献

[1] 国家药品监督管理局 . 真实世界证据支持药物研发与审评的指导原则（试行）. [2022-02-16]. https://www.nmpa.gov.cn/xxgk/ggtg/qtggtg/20200107151901190.html.

[2] 国家药品监督管理局 . 真实世界研究支持儿童药物研发与审评的技术指导原则（试行）. [2022-02-16]. https://www.nmpa.gov.cn/xxgk/ggtg/qtggtg/20200901104448101.html.

[3] 国家药品监督管理局药品审评中心 . 用于产生真实世界证据的真实世界数据指导原则（试行）. [2022-02-16].https://www.cqn.com.cn/ms/att/2021-04/16/9aa04a1d-42e8-49bf-98a1-09b7dfabcb9b.pdf.

[4] 王慧敏，刘传合，刘长山，等 . 槐杞黄颗粒辅助治疗儿童支气管哮喘疗效的真实世界研究 . 中国当代儿科杂志，2021，23（9）：877-881.

[5] 贺柳，谢雁鸣，支英杰，等 . 基于真实世界大样本数据对老年人群联合使用双环

醇和其他药物的特征分析．中国医院药学杂志，2016，36（1）：32-37.

[6]张利丹，孙粼希，谢雁鸣，等．真实世界中参芎葡萄糖注射液治疗老年人群联合用药特征分析．中药药理与临床，2021，37（4）：179-184.

[7]王雯，高培，吴晶，等．构建基于既有健康医疗数据的研究型数据库技术规范．中国循证医学杂志，2019，19（7）：763-770.

[8]PANG S，JIANG Q，SUN P，et al. Hyperuricemia prevalence and its association with metabolic disorders：a multicenter retrospective real-world study in China. Ann Transl Med，2021，9（20）：1550.

[9]DOMINGO C，PACHECO A，HINOJOSA M，et al. The relevance of IgE in the pathogenesisof allergy：The effect of an anti-IgE drug in asthma and other diseases. Recent Patents on Inflamm mation of Allergy Drug Discovery，2007，1（2）：151-164.

[10]Global Initiative for Asthma（GINA）. Global Strategy for Asthma Management and Prevention.（2015-07-22）[2022-02-17]. https://www.who.int/respiratory/asthma/GINA_WR_2006_copyright%5B1%5D.pdf.

[11]CHIPPS B E，ZEIGER R S，LUSKIN A T，et al. Baseline asthma burden，comorbidities，and biomarkers in Omalizumab-treated patients in PROSPERO. Ann Allergy Asthma Immunol，2017，119（6）：524-532.

[12]CASALE T B，LUSKIN A T，BUSSE W，et al. Omalizumab effectiveness by Biomarker status in patients with Asthma：evidence from PROSPERO，a prospective real-world study. J Allergy Clin Immunol Pract，2019，7（1）：156-164.

[13]BUSSE W，BUHL R，FERNANDEZ VIDAURRE C，et al. Omalizumab and the risk of malignancy：results from a pooled analysis. J Allergy Clin Immunol，2012，129（4）：983-989.

[14]LONG A，RAHMAOUI A，ROTHMAN K J，et al. Incidence of malignancy in patients with moderate-to-severe asthma treated with or without Omalizumab. J Allergy Clin Immunol，2014，134（3）：560-567.

[15]DESCHILDRE A，MARGUET C，SALLERON J，et al. Add-on Omalizumab in children with severe allergic asthma：a 1-year real life survey. Eur Respir J，2013，42（5）：1224-1233.

[16] HANANIA N A，TRZASKOMA B，ROSEN K，et al. Exploring Omalizumab in allergic asthma：an analysis of efficacy by asthma severity and eosinophilic status using pivotal

trial studies.Am J Respir Crit Care Med, 2015, 191: A4150.

[17]BUSSE W, SPECTOR S, ROSEN K, et al. High eosinophil count: a potential biomarker for assessing successful Omalizumab treatment effects. J Allergy Clin Immunol, 2013, 132 (2): 485-486.

[18]HANANIA N A, WENZEL S, ROSÉN K, et al. Exploring the effects of Omalizumab in allergic asthma: an analysis of biomarkers in the EXTRA study. Am J Respir Crit Care Med, 2013, 187: 804-811.

[19]CHUNG K F, WENZEL S E, BROZEK J L, et al. International ERS/ATS guidelines on definition, evaluation and treatment of severe asthma. Eur Respir J, 2014, 43 (2): 343-373.

[20]REDDEL H, BATEMAN E, BECKER A, et al. A summary of the new GINA strategy: a roadmap to asthma control. Eur Respir J, 2015, 46 (3): 622-639.

[21]FROIDURE A, MOUTHUY J, DURHAM S R, et al. Asthma phenotypes and IgE responses. Eur Respir J, 2016, 47 (1): 304-319.

[22]HUMBERT M, TAILLÉ C, MALA L, et al. Omalizumab effectiveness in patients with severe allergic asthma according to blood eosinophil count: the STELLAIR study. Eur Respir J, 2018, 51 (5): 1702523.

[23]ANDERSON H M, LEMANSKE R F J R, ARRON J R, et al. Relationships among aeroallergen sensitization, peripheral blood eosinophils, and periostin in pediatric asthma development. J Allergy Clin Immunol, 2017, 139 (3): 790-796.

[24]AUNSTAHL GJ, CHLUMSKÝ J, PEACHEY G, et al. Reduction in oral corticosteroid use in patients receiving Omalizumab for allergic asthma in the real-world setting. Allergy Asthma Clin Immunol, 2013, 9 (1): 47.

[25]PETERS S P, FERGUSON G, DENIZ Y, et al. Uncontrolled asthma: a review of the prevalence, disease burden and options for treatment. Respir Med, 2006, 100 (7): 1139-1151.

[26]REES J. Asthma control in adults. BMJ, 2006, 332 (7544): 767-771.

[27]BENDER B, MILGROM H, RAND C. Nonadherence in asthmatic patients: is there a solution to the problem. Ann Allergy Asthma Immunol, 1997, 79 (3): 177-186.

[28]GIRAUD V, ROCHE N. Misuse of corticosteroid metered-dose inhaler is associated with decreased asthma stability. Eur Respir J, 2002, 19 (2): 246-251.

[29]VIGNOLA A M, HUMBERT M, BOUSQUET J, et al. Efficacy and tolerability of antiimmunoglobulin E therapy with Omalizumab in patients with concomitant allergic asthma and persistent allergic rhinitis（SOLAR）. Allergy, 2004, 59（7）: 709-717.

[30]BRAUNSTAHL G J, LEO J, THIRLWELL J, et al. Uncontrolled persistent allergic asthma in practice: eXpeRience registry baseline characteristics. Curr Med Res Opin, 2011, 27（4）: 761-767.

[31]BRAUNSTAHL G J, CHEN C W, MAYKUT R, et al. The eXpeRience registry: the 'real-world' effectiveness of Omalizumab in allergic asthma. Respir Med, 2013, 107（8）: 1141-1151.

[32]BUSSE W, CORREN J, LANIER B Q, et al. Omalizumab, anti-IgE recombinant humanized monoclonal antibody, for the treatment of severe allergic asthma. J Allergy Clin Immunol, 2001, 108（2）: 184-190.

[33]HUMBERT M, BEASLEY R, AYRES J, et al. Benefits of Omalizumab as add-on therapy in patients with severe persistent asthma who are inadequately controlled despite best available therapy（GINA 2002 step 4 treatment）: innovate. Allergy, 2005, 60（3）: 309-316.

[34]BATEMAN E D, BOUSHEY H A, BOUSQUET J, et al. Can guideline-defined asthma control be achieved? the gaining optimal asthma control study. Am J Respir Crit Care Med, 2004, 170（8）: 836-844.

[35]SCHWARTZ G G, STEG P G, SZAREK M, et al. Alirocumab and Cardiovascular Outcomes after Acute Coronary Syndrome. N Engl J Med, 2018, 379（22）: 2097-2107.

[36] 国家药品监督管理局药品评审中心 . 关于公开征求《真实世界证据支持药物研发的基本考虑》意见的通知 .（2019-05-29）[2022-02-25]. https://www.cde.org.cn/main/news/viewInfoCommon/7e6fb9fc3f066a966a02130f24dbff1c.

[37]IRFAN K, ERIC D P, CHRISTOPHER P C, et al. Time-dependent cardiovascular treatment benefit model for lipid-lowering therapies. JAHA, 2020 , 9（15）: e016506.

第 16 章　药物安全

基于 RCT 证据获批的药物，通常由于病例数较少、研究时间较短、试验对象入组条件严格、干预标准化等原因，存在安全性信息有限、特殊人群（如老年人群、肝肾功能不全人群、妊娠哺乳期女性等）安全性数据缺失、长期用药安全性不确定、复杂临床情况及多种药物联合使用时安全性未知等问题。需要收集药物在真实医疗场景中在广泛人群中使用后的数据，从而对药物的使用情况和安全性进行更全面的评估，并不断根据真实世界证据做出决策调整。

2019 年新版《中华人民共和国药品管理法》首次提出药物警戒制度，2021 年《药物警戒质量管理规范》（GVP）出台，提出药物全生命周期安全管理。GVP 明确指出药品上市许可持有人应当主动开展药品上市后监测，主动、全面、有效地收集药品疑似不良反应信息，并开展信号检测，及时发现新的药品安全风险。出于用药安全的社会责任和产品保护，越来越多的药品上市许可持有人主动开展了药品上市后安全性研究。

药品上市后安全性研究的目的包括但不限于：①量化并分析潜在的或已识别的风险及其影响因素（如描述发生率、严重程度、风险因素等）。②评估药品在安全信息有限或缺失人群中使用的安全性（如孕妇、特定年龄段、肾功能不全、肝功能不全等人群）。③评估长期用药的安全性。④评估风险控制措施的有效性；提供药品不存在相关风险的证据。⑤评估药物使用模式（如超适应证使用、超剂量使用、合并用药或用药错误）。⑥评估可能与药品使用有关的其他安全性问题。

　　根据不同的研究目的选择合适的真实世界研究方法，从临床问题的确定、现有数据情况的评估切入（采用既往回顾性数据或是前瞻性采集数据），进一步到研究设计的选择和统计分析方法的确定、数据的管理、统计分析、结果解读和评价，以及根据需求判断是否加入事后分析等步骤详见第 1 篇第 4 章的图 1–3。

（陶皓珣　李晶晶）

第 1 节　真实世界安全性数据支持药品新适应证批准的监管决策

　　虽然传统的 RCT 一般被认为是评价药物安全性和有效性的金标准，普遍为药物临床研究所采用，但对于特殊的疾病领域和某些缺乏有效治疗措施的罕见病人群，大规模的 RCT 难以实施。近年来，通过利用 RWE 评价药物的有效性和安全性及改变现有药物的使用方式正受到全球各大监管机构的关注和认可。美国于 2016 年 12 月通过《21 世纪治愈法案》，旨在鼓励美国 FDA 开展研究并使用真实世界证据以支持药物和其他医疗产品的监管决策，加快医药产品的开发。这意味着美国 FDA 首次明确认可 RWE 在药物评审中的作用。2021 年 4 月，中国也发布了《用于产生真实世界证据的真实世界数据指导原则（试行）》的通告，以指导和规范申办者利用真实世界数据生成真实世界证据支持药物研发。以下通过一个案例来探讨如何通过真实世界安全性数据来支持药品新适应证批准的监管决策。

　　2019 年 4 月 4 日，美国 FDA 批准了辉瑞公司的 Palbociclib（商品名：Ibrance）与芳香酶抑制剂或氟维司群联用，用于治疗男性 HR（＋）/HER2

（－）晚期或患有转移性乳腺癌这一新适应证。此次批准主要基于 3 个数据库（IQVIA 保险数据库、Flatiron health 乳腺癌数据库和辉瑞全球安全数据库）的男性患者电子健康记录的真实数据和 Palbociclib 上市后的报告。

Palbociclib 是全球首个上市的 CDK4/6 抑制剂，2015 年 2 月被美国 FDA 加速批准联合来曲唑一线治疗绝经后女性的 HR（＋）/HER2（－）晚期乳腺癌；2016 年 2 月被美国 FDA 批准联合氟维司群二线治疗接受过内分泌治疗后疾病进展的 HR（＋）/HER2（－）晚期或转移性乳腺癌；2017 年 3 月被美国 FDA 批准联合芳香酶抑制剂一线治疗绝经后女性 HR（＋）/HER2（－）晚期或转移性乳腺癌（此次获批同时也将 2015 年的加速批准转变成了完全批准）。2019 年 4 月美国 FDA 采用 RWE 批准 Palbociclib 联合芳香酶抑制剂作为一线疗法并同时用于女性和男性 HR（＋）/HER2（－）乳腺癌，这也使 Palbociclib 成为全球首个可以用于男性乳腺癌的 CDK4/6 抑制剂。临床研究中接受 Palbociclib 治疗的女性患者报告最常见（≥ 20%）的任何级别的不良反应为中性粒细胞减少症、感染、白细胞减少症、疲乏、恶心、口腔炎、贫血、腹泻、脱发和血小板减少症；最常见（≥ 2%）的 ≥ 3 级不良反应为中性粒细胞减少症、白细胞减少症、感染、贫血、天冬氨酸氨基转移酶升高、疲乏和丙氨酸氨基转移酶升高。Palbociclib 在男性患者中的安全性和有效性如何？是否与女性患者中保持一致？来自于 RWD 的证据提供了决策的基础。

1. 真实世界数据来源

（1）Flatiron health 乳腺癌数据库：通过在 Flatiron health 乳腺癌数据库中检索 2011 年 1 月 1 日至 2017 年 7 月 31 日的国际疾病分类 [International Classification of Diseases，ICD] 为 "转移性乳腺癌" 的男性患者数据，通过两个队列（既往接受过 Palbociclib 的 Palbociclib 队列和未接受过 Palbociclib 治疗的内分泌治疗队列）来获取 HR（＋）/ HER2（－）转移性乳腺癌男性患者的临床特征和结局数据。安全性数据方面，基于 Palbociclib 已知的安全性特征，预先设置特别关注的不良事件（AESI），包括疲乏、发热性中性粒细胞减少症、中性粒细胞减少症、肺栓塞和口腔炎），回顾性地从 Palbociclib 队列中提取相关 AESI。

（2）IQVIA 保险数据库：回顾性地对药房和医疗赔偿数据库数据进行分析，利用二手数据获取 Palbociclib 在美国男性转移性乳腺癌患者中的使用情况。对 2010 年 1 月 1 日至 2017 年 4 月 30 日的相关数据进行收集分析，以探索 Palbociclib 上市前后的治疗模式。同时作为基线对比，对同期女性患者处方 Palbociclib 的相关数据也进行了评估，以识别在男性患者中是否会出现处方模式潜在的不同。

（3）辉瑞全球安全数据库：在全球安全数据库中对 2018 年 1 月 31 日之前的 Palbociclib 数据进行查询以获取男性乳腺癌患者使用 Palbociclib 的安全性数据。

（4）美国 FDA 上市后安全性报告数据：美国 FDA 审阅了不良事件报告系统（FAERS）中 Palbociclib 上市后报告的数据及申办方最近一次递交的定期药物不良事件报告（PADER）（报告周期：2017 年 11 月 3 日至 2018 年 2 月 2 日），以获取 Palbociclib 上市后安全性数据。

2. 获得的真实世界安全性证据

在利用 Flatiron health 乳腺癌数据库获取的数据中，12 例男性患者纳入了 Palbociclib 队列，其中 5 例患者发生了至少 1 项及以上的 AESI [中性粒细胞减少症（$n=5$），疲乏（$n=2$），口腔炎（$n=1$）]。1 例患者发生了 4 项 AESI（中性粒细胞减少症、疲乏、中性粒细胞减少症和口腔炎）。未报告发热性中性粒细胞减少症和肺栓塞事件的 AESI。

在辉瑞全球安全数据库中，共查询到 362 份使用 Palbociclib 男性乳腺癌患者的报告，包含 752 例不良事件，其中发生率＞ 5% 的不良反应有：疲乏

（28%）、中性粒细胞减少症（17%）、白细胞计数降低（15%）、恶心（12%）、腹泻（10%）、食欲下降（9%）、呕吐（7%）、乏力（7%）、贫血（7%）、中性粒细胞计数降低（6%）、周围神经病变（6%）、呼吸困难（6%）。基本与 Palbociclib 安全性特征相一致。

通过 FAERS 共检索出 23 251 份相关报告，其中包括 569 份 Palbociclib 在男性患者中使用的报告。在接受 Palbociclib 治疗的男性和女性患者中，安全性事件 MedDRA 编码前 20 位的首选语相似，与 Palbociclib 的美国处方信息（USPI）一致。另外，通过审阅最近一次的包含 62 例男性患者的 PADER，未发现需要改变目前 Palbociclib 已知安全性特征的新的安全性问题。

通过文献检索 4 项同时纳入女性和男性患者评估 Palbociclib 在治疗多发性骨髓瘤、Rb 阳性生殖细胞瘤、脂肪肉瘤、Rb 阳性晚期实体瘤的临床研究数据，在接受 Palbociclib 治疗的男性患者中未发现新的安全性信号。

3. 美国 FDA 视角

美国 FDA 主要依靠 Palbociclib 已建立的总体安全性特征来描述在男性患者中的安全性风险。通过审阅安全性数据集，证实 Palbociclib 在男性乳腺癌患者中的使用未提示新的安全性信号。总体而言，所观察到的安全性特征和 Palbociclib 已知的安全性特征一致。对于 Palbociclib 扩展男性适应证的获批，美国 FDA 主要依据 Palbociclib 在多项大规模随机临床试验中女性患者中显示出的良好获益风险比和在男性患者中的支持性 RWE。

从 RWD 形成 RWE 可以基于多种来源，如电子病历、医疗索赔数据、产品和疾病登记系统、实验室检查结果、移动设备等。从真实世界安全性证据的角度，如 Palbociclib 显示的，可能通过 RWD 提供对已知安全的支持性或补充性信息，以支持监管决策。同时，美国 FDA 会继续探讨 RWE 作为主要证据支持监管决策的可能性，包括增加新的使用人群、相关有效性和安全性信息等。

（秦夏）

第 2 节 利用真实世界证据评估药物风险控制措施的有效性

随着中国加入国际人用药品注册技术协调会（ICH），我国药品的安全性管理逐渐与国际接轨。2019 年发布的新版药品管理法规定，药品上市许可持有人应当制订药品上市后风险管理计划，对已识别风险的药品及时采取风险控制措施，主动开展药品上市后研究，对药品的安全性、有效性和质量可控性进行进一步确证，加强对已上市药品的持续管理。2021 年颁布并正式实施的 GVP 规定，持有人应当综合考虑药品风险特征、药品的可替代性、社会经济因素等，对药品已识别的安全风险采取适宜的风险控制措施。常规风险控制措施包括修订药品说明书、标签、包装，改变药品包装规格、药品管理状态等。特殊风险控制措施包括开展医务人员和患者的沟通和教育、药品使用环节的限制、患者登记等。需要紧急控制的可采取暂停药品生产、销售及召回产品等措施。当评估认为药品风险大于获益的，持有人应当主动申请注销药品注册证书。持有人应当根据药品风险情况主动开展药品上市后安全性研究，对风险控制措施的执行情况和实施效果进行评估，并根据评估结论决定是否采取进一步行动。识别并评估风险、管理风险、评估风险管理措施的有效性是风险管控的重要环节。下面，通过一个欧盟案例来展示如何寻求真实世界证据来评估药物风险控制措施的有效性。

多潘立酮于 1978 年首先在比利时上市，随后它以不同商品名（如吗丁啉）在欧盟各成员国范围内广泛销售，用于治疗各种原因引起的恶心和呕吐，同时还可用于治疗胀气、不适和胃灼热等症状。2013 年，欧洲药品管理局（European Medicines Agency，EMA）启动了多潘立酮药物对心脏影响的评估工作，药物警戒风险评估委员会（Pharmacovigilance Risk Assessment Committee，PRAC）基于试验数据、上市后研究、不良反应报告、已发表文献等信息，确认多潘立酮可对心脏造成轻度不良反应、潜在危及生命的风险。针对此风险，一系列风险管理措施被采用。PRAC 于 2014 年建议在全欧盟范围内变更其适应证，仅用于缓解恶心和呕吐症状，不可用于胀气、胃灼热等其他适应证，限制最长使用时间为 7 天。同时将成人和青少年（≥ 12 岁且体重 ≥ 35 kg）的每日最大剂量降低至 10 mg tid，将新生儿、婴儿、儿童（12 岁以下）和体重 < 35 kg 的青少年每日最大剂量降低至 0.25 mg/（kg · tid）。并且禁止与其他增加心脏风险或减缓多潘立酮代谢的药物合用，禁止在有心脏疾病或中重度肝损伤的患者中使用。PRAC 建议更新含多潘立酮药物的产品标签（产品特性概要和患者须知页），以加强关于心脏风险的信息披露，同时需要直接与医疗保健专业人员沟通来提高其对产品信息和其他风险最小化措施中新建议的认识。欧盟通过上述措施（限制使用、更改说明书、增加警示语等）降低可能的风险，确保药品正向获益的风险比。同时 PRAC 还要求多潘立酮持有人开展药物利用研究，以评估上述风险最小化措施的有效性，并监测药物超说明书使用的情况。

应 PRAC 要求，相关持有人组成多潘立酮药物利用研究协作组，共同开展一项医生调查以评估多潘立酮处方医生对多潘立酮更新安全信息的认识水平和了解程度，同时通过一项数据库研究比较风险最小化措施前后多潘立酮处方模式及其依从说明书使用的程度。

1. 多潘立酮上市后安全性研究

这是一项多国、非干预性横断面研究，在比利时、法国、德国、西班牙和英国，面向初级保健医生和消化科、神经科、妇产科、儿科医生开展问卷调查，考察医生对多潘立酮更新安全信息的了解程度以评估风险最小化措施的有效性。调查分为两部分：第一部分筛选医生是否有资格完成第二部分；第二部分考察医生对多潘立酮更新安全性信息的理解。

2017 年 1 月 4 日至 2017 年 3 月 31 日共有 1805 位多潘立酮处方医生有资格并且完成问卷调查，97% 的医生表示可以获取处方指南或给药建议，大多数医生能够正确识别多潘立酮批准的适应证（恶心和呕吐——80% 正确），最长推荐使用时间（7 天——70% 正确）和成人每日最大剂量（30 mg/d——84% 正确），但只有 1/3 左右的医生可以确定新生儿和婴儿的每日最大剂量 [0.25 mg/（kg·tid）——37% 正确]。在合并用药方面，87% 的医生知晓多潘立酮不能与"延长 QT 间期的药物"合用，37% 的医生知晓不能与"属于强效 CYP3A4 抑制剂的药物"合用，正确选择该两种药物都不能合用的比例较低（26%）。禁忌证方面，87% 的医生知晓"心脏传导间期延长，尤其是"QTc"为多潘立酮的禁忌证，48% 的医生知晓"中度至重度肝损害"为禁忌证，但仅有 4% 的医生能正确识别这两种禁忌证并且排除其他不正确选项。多潘立酮说明书更新后，47% 的医生回忆其收到过与医疗保健专业人员沟通的信函，33% 的医生表示仅将处方多潘立酮用于缓解恶心和呕吐症状，其余医生表示会用于其他适应证。

2. 多潘立酮药物利用研究

这是一项回顾性、观察性队列研究，利用比利时、法国、德国、西班牙和英国的电子病历数据库比较风险最小化措施实施前后医生参照更新安全信息处方多潘立酮的比例，以评估风险最小化措施的有效性。研究分为4 个阶段：背景期（2011 年 1 月 1 日至 2013 年 3 月 31 日）、风险最小化措施实施前 1 年（2013 年 4 月 1 日至 2014 年 3 月 31 日）、风险最小化措施实施期（2014 年 4 月 1 日至 2014 年 9 月 30 日）和风险最小化措施实施后

1 年（2014 年 10 月 1 日至 2015 年 9 月 30 日）。主要考察多潘立酮使用的 5 个方面：医生按照说明书适应证处方；使用时间 ≤ 7 天；剂量不高于推荐剂量；未合并使用可延长 QT 间期或属于强效 CYP3A4 抑制剂的药物；未对有禁忌证（如中重度肝病、基础心脏疾病）的患者开具处方。

结果显示大多数国家对无禁忌药物和无禁忌证使用的依从性较高，且风险最小化措施实施前后无明显变化。在法国，风险最小化措施实施后 1 年符合说明书适应证、使用时间 ≤ 7 天、剂量不高于推荐剂量的多潘立酮处方比例较风险最小化措施实施前 1 年明显增加。由于相当数量的多潘立酮处方未记录诊断适应证、缺少使用时间数据，很难就风险最小化措施对其他国家医生依照更新说明书处方的影响得出任何结论。

3. 讨论

多潘立酮药物利用研究协作组充分利用了不同研究方法的优势，通过两项研究回答了 PRAC 的问题：横断面调查研究获取了医生对多潘立酮更新安全信息的知晓情况；回顾性队列研究描述了风险最小化措施后医生开具多潘立酮的行为变化。从两个角度评估了风险最小化措施的有效性。

总体来说，风险最小化措施起到了一定效果，大多数医生知晓多潘立酮批准适应证、最长使用时间和成人每日最大剂量，法国数据库研究也进一步印证了这方面效果，风险最小化措施实施后符合说明书适应证、使用时间 ≤ 7 天、剂量不高于推荐剂量的多潘立酮处方比例较实施前 1 年明显增加。虽然仅有少数医生能够正确了解多潘立酮的使用禁忌证和禁止合并用药，但数据库研究结果显示多潘立酮处方患者中存在禁忌证或合并使用禁忌药物的比例较少。推测此差异性结果存在有 3 个方面的原因：首先，部分没有正确回答禁忌证和禁忌药物问题的医生是因为除了选择全部正确选项外还额外选择了其他选项，该部分医生在实际处方过程中也会保守谨慎，满足多潘立酮更新安全信息里有关禁忌证和禁止合并用药的要求；其次，调查研究发生在风险最小化措施实施后 2 年多的时间，而数据库研究截至风险最小化措施后 1 年，部分在数据库研究中遵守禁忌证和禁止合并用药要求的医生有可能在调查研究发生时遗忘了之前获取的安全信息；最后，由于数据库研究的局限性，没有完整获取患者的全部临床诊断和合并用药，一些存在禁忌证或使用禁忌药物的患者会被遗漏，从而高估医生在禁忌证和禁忌药物方面的依从性。

两项研究也反映出多潘立酮风险最小化措施效果的不足之处，尽管大部分医生知晓多潘立酮的说明书变更，但仍有 50% 的医生表示除了会将多潘立酮用于恶心、呕吐症状外，也会将其应用于其他适应证。大多数国家的数据库研究也证实，多潘立酮处方中完全依从更新说明书要求的比例较小。

综合来看，多潘立酮相关持有人继 2014 年开展风险最小化措施后，还可以采取改变包装规格为 21 片以满足最长使用时间的限制，定期开展与医疗保健专业人员沟通等措施来进一步规范医生的处方行为。之后可以选择一个数据完善、变量齐全的数据库来进一步评价相关风险最小化措施的效果，以解决本次数据库研究只在法国得出风险最小化措施有效性结论的问题。

注：案例来自欧盟上市后研究注册网站："A Post-Authorisation Safety Study（PASS）to Assess the Effectiveness of the Risk Minimisation Measures of Domperidone-Physician Survey" 和 "A Drug Utilisation Study of Domperidone in Europe Using Databases"。

（朱振昕）

第3节　上市后药物安全性再评价真实世界研究案例

案例：中国口服非甾体类抗炎药处方模式与安全性分析
—— 一项为期 8 年的真实世界研究

非甾体类抗炎药（nonsteroidal antiinflammatory drugs，NSAIDs）是一类不含有甾体结构的抗炎药，用于解热、镇痛、消炎，目前已有多种产品在中国上市并进入医保，包括阿司匹林、吲哚美辛、萘普生、双氯芬酸、布洛芬、依托考昔、塞来昔布及我国自主研发的艾瑞昔布等。NSAIDs 化学结构不同，但都通过抑制前列腺素的合成，发挥其解热、镇痛、消炎作用。由于其作用机制较为丰富，临床中 NSAIDs 被应用于急性和慢性炎性疾病的疼痛治疗。但 NSAIDs 长期使用也会不可避免地诱发一些不良反应，如胃肠道、心血管系统、肝脏等不良反应。根据其对环氧合酶 COX 作用的选择性，NSAIDs 可分为非选择性 COX 抑制剂（传统 NSAIDs）和选择性的 COX-2 抑制剂，由于机制不同，不同种类的 NSAIDs 的安全性也存在着一定差异，通常认为传统 NSAIDs 更容易导致胃肠道不良反应，而选择性 COX-2 抑制剂能降低胃肠道风险，但长期使用可能提升心血管不良反应的风险，然而在中国人群中，这一认知尚没有明确的研究证据佐证。

虽然诸多临床研究对于不同 NSAIDs 在众多疾病领域应用的疗效和安全性都有验证，然而此类研究以 RCT 研究或者简单的队列研究为主，虽然循证证据等级较高，但研究中评价的 NSAIDs 种类一般为 2 ~ 3 种，样本量通常较少，受试者普适性相对较弱。即便有系统综述与 Meta 分析对前述部分研究中涉及的不同种类 NSAIDs 疗效与安全性进行了综合比较，但适用治疗领域相对较为单一，且数据来自多国研究，对我国人群无明显针对性。为了更细致地探索不同种类口服 NSAIDs 在中国人群中的安全性，本研究回顾性分析了我国多家三甲医院 HIS 系统中由于不同疾病有开具不同种类口服 NSAIDs 的患者数据。

在这项上市后药物安全性再评价的真实世界研究中，研究团队从多家三甲医院 HIS 系统中提取了 2012 年 7 月至 2019 年 8 月 50 732 例由于各种不同诊断在不同科室有开具不同种类口服 NSAIDs（传统 NSAIDs，如洛索洛芬钠、双氯芬酸钠、布洛芬、吲哚美辛、对乙酰氨基酚；选择性 COX-2 抑制剂，如艾瑞昔布、塞来昔布、依托考昔）的患者数据，数据中包含了患者的人口学资料（年龄、性别、婚姻情况、民族、就诊途径和医保情况）、处方 NSAIDs 名称、处方时间、处方次数、处方科室、现病史与既往史、合并用药/处置等信息。通过以上数据，研究首先对既往 8 年中开具过口服 NSAIDs 的患者及分别接受传统 NSAIDs 和选择性 COX-2 抑制剂的患者人口学及基线资料进行了分析，结果显示接受不同类型 NSAIDs 治疗的患者在年龄分布上存在一定差异，主要原因在于部分传统 NSAIDs 获批可用于儿童的解热和镇痛，而选择性 COX-2 抑制剂均无儿童适应证，两类 NSAIDs 的胃肠道和心血管风险也不尽相同，因此相比传统 NSAIDs，接受选择性 COX-2 抑制剂的人群年龄分布偏高。从合并症角度分析，考虑到 NSAIDs 药物应用的风险，部分合并胃肠道和心血管高危风险的患者也被开具了 NSAIDs，且仅有少部分合并胃肠道风险的患者同时被开具了质子泵抑制剂用于胃黏膜保护。此外，少部分患者被同时开具了两种及以上不同的 NSAIDs，明显违背了 NSAIDs 的使用原则，同时联用两种及以上 NSAIDs 不仅无法提升镇痛效果，反而会明显增加不良事件的发生比例。

为了探索不同类型 NSAIDs 的安全性，研究中分别对比了既往有无胃肠道风险、心血管风险及无高血压病史的患者在用药后胃肠道、心血管事件、高血压新发的比例。结果显示选择性 COX-2 抑制剂治疗后，无论既往有无胃肠道风险，患者用药后的胃肠道不良反应发生比例均低于传统 NSAIDs 治疗，既往有心血管风险患者在经过选择性 COX-2 抑制剂治疗后心血管事件发生率也低于传统 NSAIDs 治疗，同样，应用选择性 COX-2 抑制剂治疗后的高血压新发率也偏低，本部分结果也明确提示不同 NSAIDs 的联用会明显提升患者胃肠道、心血管事件及高血压新发的比例。

以上结果提示在多领域疾病治疗过程中，选择性 COX-2 抑制剂在各方面安全性均优于传统 NSAIDs，本研究在此基础上进一步对比了 3 种选择性 COX-2 抑制剂的用药安全性，分析方法同上。结果显示，在无胃肠道风险和无心血管风险人群中，患者应用艾瑞昔布治疗后胃肠道事件和心血管事件发生的比例分别低于依托考昔和塞来昔布，同时，艾瑞昔布使用人群的高血压新发率也明显低于塞来昔布，提示在 3 种选择性 COX-2 抑制剂当中，艾瑞昔布的各方面安全性均存在一定优势。

本研究作为一项上市后药品安全性再评价研究，应用来自医院 HIS 系统的大数据进行了充分的回顾性分析，一方面对于目前我国口服 NSAIDs 处方的规范性进行了初步探索；另一方面则针对不同类型的 NSAIDs 在多疾病领域应用的安全性进行了评价，明确提出了选择性 COX-2 抑制剂的安全性优势（胃肠道及心血管），与 2020 年《亚太多学科风险人群 NSAIDs 用药指南》的推荐意见不谋而合。此外，在选择性 COX-2 抑制剂安全性比较结果中也进一步看到我国原研的艾瑞昔布的安全性优势。

（李一）

参考文献

[1]WEDAM S，FASHOYIN-AJE L，BLOOMQUIST，et al. FDA approval summary: palbociclib for male patients with metastatic breast cancer. Clin Cancer Res，2020，26（6）：1208-1212.

[2]A Post-Authorisation Safety Study（PASS）to assess the effectiveness of the riskminimisation measures of domperidone – physician survey.（2016-03-01）[2022-02-16]. https://www. encepp. eu/encepp/openAttachment/studyResult/19692.

[3]The DUS protocol subcommittee of the Domperidone Collaboration Study Group. a drug utilisation study of domperidone in Europe using databases.（2016–03–03）[2022–02–16]. https://www. encepp. eu/encepp/openAttachment/fullProtocol/16061.

[4]MENG Q，ZHANG Z，LI F，et al. The prescription patterns and safety profiles of oral nonsteroidal anti-inflammatory drugs in China：an 8–year real-life analysis. Ann Palliat Med，2021，10（2）：2224–2237.